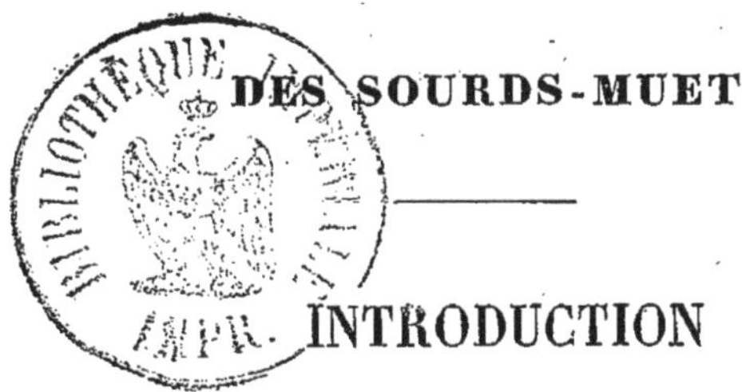

DES SOURDS-MUETS

INTRODUCTION

A L'ÉTUDE MÉDICALE ET PHILOSOPHIQUE

DE LA

SURDI-MUTITÉ

Paris. — Imprimerie de Gustave GRATIOT, 30, rue Mazarine.

DES SOURDS-MUETS

INTRODUCTION

A L'ÉTUDE MÉDICALE ET PHILOSOPHIQUE

DE LA

SURDI-MUTITÉ

PAR

M.-E. HUBERT-VALLEROUX

DOCTEUR EN MÉDECINE DE LA FACULTÉ DE PARIS, MEMBRE DE
LA SOCIÉTÉ MÉDICO-PRATIQUE, ETC.

« Placé ou, pour mieux dire, ignoré entre les
confins de la philosophie et de la médecine, le
sourd-muet n'a jamais été bien étudié ni par
l'une ni par l'autre. »   (ITARD.)

PARIS

LIBRAIRIE DE VICTOR MASSON
PLACE DE L'ÉCOLE-DE-MÉDECINE

1853

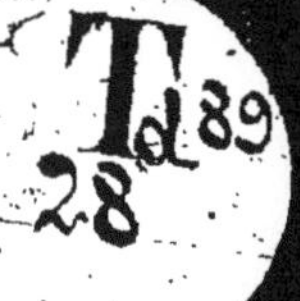

DES SOURDS-MUETS

INTRODUCTION

A L'ÉTUDE MÉDICALE ET PHILOSOPHIQUE

DE LA

SURDI-MUTITÉ

PAR

M.-E. HUBERT-VALLEROUX

DOCTEUR EN MÉDECINE DE LA FACULTÉ DE PARIS, MEMBRE DE
LA SOCIÉTÉ MÉDICO-PRATIQUE, ETC.

> « Placé ou, pour mieux dire, ignoré entre les
> confins de la philosophie et de la médecine, le
> sourd-muet n'a jamais été bien étudié ni par
> l'une ni par l'autre. »   (ITARD.)

PARIS

LIBRAIRIE DE VICTOR MASSON

PLACE DE L'ÉCOLE-DE-MÉDECINE

1853

PRÉFACE.

J'avais présenté à une réunion de quelques amis, les uns philosophes et les autres médecins, le plan d'un travail en deux volumes sur la surdi-mutité. Tous l'avaient approuvé et m'engageaient à le faire paraître au plus tôt. Cependant, lorsqu'il s'est agi du mode de publication, les avis ont été partagés. Les philosophes prétendaient que l'ouvrage formant un tout complet, il fallait lui conserver son caractère d'unité et le faire paraître *en bloc*. Mais les médecins m'ont fait observer que, s'il y a peu de nos confrères au courant des maladies simples de l'oreille, on peut dire qu'il y en a beaucoup moins encore qui puissent ou veulent lire deux volumes traitant de la surdité compliquée de mutisme. Ils m'ont donc engagé à publier l'introduction telle que je la présente aujourd'hui, et à continuer mes recherches pour le grand ouvrage auquel ils ne veulent pas que je renonce. Dans une introduction de quelque étendue, m'ont-ils dit, vous pouvez embrasser l'ensemble du sujet, en donner une idée assez exacte et suffisamment claire pour la plupart des lecteurs. Il est probable qu'après avoir lu le premier travail, s'il est bien fait, quelques-uns voudront lire le second; et vous aurez, du moins, la consolation d'avoir des lecteurs et de pouvoir, par là, rendre service aux sourds-muets. Contrairement à ce qui se pratique d'habitude, je commence donc, par un résumé, la publication de mes *recherches* sur le surdi-mutisme.

Ainsi que je l'ai dit, dans un autre travail, des circonstances imprévues et tout à fait personnelles m'ont conduit à m'occuper des maladies des yeux et de celles des oreilles. Dès le commencement de ma pratique otologique, on

me conduisit quelques sourds-muets que j'eus
le bon esprit de ne pas traiter. Mais je constatai,
dès lors, de très-notables différences patholo-
giques entre eux, et je résolus d'étudier prati-
quement la question. Avant la fin de 1841,
j'avais pu déjà me faire, sur la surdi-mutité,
une opinion que plus de onze cents observations sont venues corroborer. C'est le résumé
de ces travaux que je présente au public médical.

Pour remplir le moins incomplétement possible la tâche que je m'étais proposée, je n'ai
reculé ni devant des recherches fastidieuses
d'érudition, ni devant des voyages souvent pénibles et toujours fort onéreux pour un praticien.

Quant à la partie philosophique de cette introduction, je pouvais me dispenser de l'écrire,
comme plusieurs m'en ont donné le conseil ;
mais, outre mon goût pour ce genre d'études,
je crois apporter, sinon une solution, au moins
des faits pour la solution d'une des questions les

plus importantes et les plus controversées que les diverses écoles agitent, sans la résoudre, depuis plusieurs siècles. Cette considération seule eût suffi pour me déterminer, si je n'avais encore eu à cœur de combler, dans la mesure de mes forces, la lacune signalée par Itard, et qui sert d'épigraphe à mon opuscule.

CHAPITRE I.

PROLÉGOMÈNES.

But de l'ouvrage. — Considérations générales sur le nombre, l'intelligence, la moralité et le caractère des sourds-muets. — Conséquences
fâcheuses de la surdi-mutité. — Importance du traitement.

Je me propose de faire, pour la surdi-mutité, ce
qu'Itard a si heureusement accompli pour la surdité
simple. Je me propose de classer méthodiquement
les diverses maladies d'où dérive cette infirmité, d'en
rechercher les causes, d'en exposer les caractères,
la nature, et de les suivre dans leurs phases diverses,
pour en déduire les règles d'une thérapeutique ra-
tionnelle.

Je me propose enfin d'exposer, sur l'origine du
langage et des idées, quelques considérations tirées
de l'ordre des faits. L'opuscule actuel n'est, d'ailleurs,
qu'une esquisse où je m'efforce de tracer, pour en
rendre l'intelligence plus facile, les principaux traits
du tableau, déjà complet en quelques points, que je
compte bientôt publier.

Je n'ai pu, dans l'accomplissement de la première

partie de ma tâche, m'aider de travaux antérieurs ; car notre bibliographie médicale, si riche sur les autres sujets, ne contient aucun traité sur celui-ci. Je n'ai trouvé que quelques observations incomplètes, publiées dans le cours du dernier siècle, et les recherches, isolées d'ailleurs, opérées dans celui-ci. Ainsi privé de l'autorité des maîtres, sans guide et sans appui, j'ai longtemps hésité, et je n'aurais pas pris la plume, si je ne savais que le but des travaux scientifiques ne doit être ni la gloire, ni les autres avantages que peut ambitionner l'auteur, mais bien l'utilité qui en doit ressortir pour les autres.

Sous l'influence des préjugés qui, dans les sociétés antiques, s'attachaient à certaines maladies, le sourd-muet ainsi que l'aliéné, l'idiot, le pleurétique et tant d'autres, était un objet d'horreur et de dégoût pour les populations. On voyait en lui un témoignage vivant de la colère des dieux, et sa double infirmité, l'enveloppant d'une sorte de terreur mystérieuse, rendait plus complet encore son isolement. En proclamant l'unité originelle et la fraternité des hommes, le christianisme rendait à cet infortuné ses titres d'origine ; mais, incapable de les faire valoir lui-même, et perdu dans le flot mouvant des générations, ce n'est que d'hier qu'il a trouvé un avocat ; sa réhabilitation, en Europe, ne date que de l'abbé de l'Épée. Et, parmi les peuples sauvages de

l'Afrique, en Asie, et chez les nations non évangé-
lisées, si nombreuses encore, sa condition reste aujourd'hui ce qu'elle était autrefois parmi nous.

Cependant, il n'est plus permis de se faire illusion sur le nombre considérable des sourds-muets.
En adoptant ces malheureux, au nom de la patrie,
la Convention nationale n'avait compté que sur un
chiffre de trois ou quatre mille. C'est qu'alors on
n'avait pas encore entrepris la statistique des misères humaines; mais depuis les belles recherches de
Gérando, de Lachmann, de Jahn et autres statisti-
ciens modernes, on ne peut compter en France
moins de trente mille de ces malheureux[1]; ni moins
de trois cent mille en Europe : assez pour peupler
trois villes de premier ordre !!!

Étranger, pour ainsi dire, à nos sociétés où il
campe plutôt qu'il n'habite, le sourd-muet est un
être isolé dans le monde. Privé de l'attribut humain
par excellence, la parole, la plus grande part de sa
vie est employée à la conquérir. Semblable aux let-
trés du céleste empire, la science, pour lui, paraît
n'avoir d'autre objet que d'étendre le cercle de sa
nomenclature. Le langage n'est pas le moyen, mais
le but de ses études, pendant de longues années. A
l'âge où les autres hommes, en pleine possession

---

[1] Le dernier recensement de la population, dont les résultats seront
prochainement publiés, donne le chiffre de 29,512 sourds-muets.

d'une langue, s'assimilent la science et vont à la conquête des vérités nouvelles, le sourd-muet est encore occupé à acquérir le premier élément de la connaissance; et il consomme, dans cet apprentissage, la plus belle partie de ses jours. Et quand, plus tard, à force de peine, il est enfin parvenu à posséder l'instrument de la pensée, il se trouve en retard de dix et de quinze années sur les parlants. Encore, les sourds-muets capables d'apporter assez de suite et d'intelligence dans les études pour bien comprendre le mécanisme et le génie de nos langues modernes, sont-ils de rares exceptions. Cette assertion, qui pourra paraître hasardée aux personnes du monde, ne sera certainement pas contredite par ceux qui s'occupent de l'enseignement de ces malheureux.

On a remarqué l'aptitude des sourds-muets à saisir la forme, les contours, les couleurs, en un mot, les propriétés visibles des corps. Ils peuvent encore posséder, en physique et en mathématiques, des notions assez étendues, comme le prouvent les travaux de MM. Laurent et de Vigan. Mais les difficultés augmentent et deviennent insurmontables, pour l'immense majorité, lorsque, de l'étude des phénomènes visibles, on remonte à celle des causes, à la partie métaphysique, qui est cependant la base, la raison nécessaire de toute science, de toute généralisation. Si des sourds-muets exceptionnels, on descend dans la masse ; si l'on arrive à ceux qui n'ont reçu aucune instruction régulière et qui sont, de beaucoup, les plus nombreux en France, on trouve souvent l'analogue des sauvages dont parlent les voyageurs cités par Richerand. Là, vivent des hommes qui ne peuvent nombrer au delà de huit ; et encore, les sauvages forment-ils, entre eux, une sorte de société, tandis que, privé de l'enseignement spécial qui lui permettrait de communiquer avec les autres, le sourd-muet vit seul.

Si l'on pouvait faire la part exacte des connaissances que l'homme doit à la lecture et de celles qu'il acquiert par l'enseignement oral, on reconnaîtrait de combien celles-ci l'emportent sur les autres. Privé de cette précieuse ressource, le sourd-muet reste, à l'égard du parlant, dans une infériorité déplorable ; et, s'il ne reçoit une instruction aussi suivie qu'intelligente, cette infériorité, loin de diminuer, va sans cesse en croissant, puisque le premier puise à toutes les sources d'instruction, s'en pénètre, s'en imbibe, pour ainsi dire, dans le milieu social, tandis que le second, en dehors des connaissances purement matérielles, ne reçoit guère de notions nouvelles que par la lecture..... Et cette difficulté même d'acquérir des connaissances dont il ne peut comprendre toute la valeur, vient encore ralentir ses progrès.

Mais, dit-on, ce que l'esprit du sourd-muet perd en superficie, il le gagne en profondeur; s'il possède peu de matériaux pour l'étude, il les utilise mieux; s'il sait moins, il réfléchit davantage. Comme si l'ignorance était une condition de la pensée, un stimulant de la méditation! Dans cette hypothèse, les sourds-muets les moins instruits seraient les premiers penseurs; et dans la société des parlants, les pâtres et les bergers, qui vivent seuls, seraient nos maîtres en métaphysique!

Savoir écouter! qui n'apprécie l'immense supériorité que donne cette aptitude à ceux qui la possèdent! Apprendre à écouter, c'est apprendre à retenir, à comparer, à juger, à s'approprier les richesses intellectuelles et morales! Douer l'enfant du don d'écouter, c'est lui donner la clef d'or de toute science, de toute vérité. L'homme inférieur entend, mais n'écoute pas. — Dominé par les instincts et par les passions, il ne peut atteindre à des idées, ni à des sentiments d'un ordre élevé. Repliée sur elle-même, son âme s'efforce en vain de sortir d'un cercle borné de pensées et d'affections. Ce qui se meut en dehors lui reste complétement étranger; et, au lieu de s'étendre, le rayon de ses connaissances semble plutôt se rétrécir à mesure qu'il avance dans la vie, à mesure que la jeunesse, âge de l'expansion et de la foi naïve, fait place à l'âge mûr, période de la logique, et à la vieillesse que caractérise la circonspection.

Cette communication incessante de l'homme à l'homme, de tous à tous, qui forme comme une atmosphère intellectuelle et morale autour des parlants, cette communication si utile, le pauvre sourd-muet n'en jouit pas. La première condition pour écouter, c'est d'entendre, et ses oreilles ne sont point ouvertes. En dehors de ses écoles, loin de ceux qui parlent sa langue, il se trouve dans la condition de l'homme qui vit au désert. S'il n'est très-riche de son propre fonds (et combien peu de sourds-muets sont dans ce cas), il va sans cesse en s'amoindrissant, et finit par tomber dans le marasme intellectuel et moral.

La privation de l'ouïe et de la parole n'entrave pas seulement l'évolution de l'intelligence ; elle réagit encore sur les sentiments moraux et affectifs, crée certaines habitudes et influe sur le caractère. Sous l'action de cette double infirmité, la constitution générale, le tempérament des sujets subissent même de notables modifications, que le lecteur trouvera décrites dans le chapitre consacré au diagnostic. — Deux voies, qui ont été décrites par les poëtes de tous les âges, de toutes les nations, se présentent à l'homme, à son entrée dans la vie sociale. L'une est la voie large, la voie facile où s'engagent ceux qui obéissent aux instincts, qui suivent la loi dite *naturelle* ou de la chair, commune aux hommes et aux animaux. L'autre est la voie étroite, le sentier abrupt où pénètrent ceux-là seuls qui ont la foi et qui, soutenus par l'espoir en une autre vie, foulent volontairement aux pieds les jouissances de celle-ci. S'il reste livré aux impulsions de la nature, s'il ignore la route qu'il doit prendre, l'homme suit fatalement la loi de l'instinct, comme le corps brut, abandonné à lui-même, obéit aux lois de la pesanteur. Et quand, dans nos sociétés, on trouve des hommes qui pratiquent le dévouement jusqu'à la souffrance, jusqu'à la mort, c'est que ceux-là ont la foi religieuse ou sociale, la foi qui anime les martyrs. Et cette foi, ces croyances supposent toujours un enseignement de l'ordre le plus élevé, puisqu'elles reposent sur des objets purement spirituels. Elles coïncident encore avec l'existence d'une société civilisée et d'une langue complète, puisque les idées de dévouement et de charité, ainsi que les paroles qui les expriment, sont inconnues dans les sociétés rudimentaires [1].

Par le seul fait de ses communications incessantes avec le milieu social, par l'éducation qu'il reçoit et la fonction qu'il remplit, le parlant est nécessaire-

---

[1] Actuellement encore, la langue allemande n'a pas de mot à elle pour exprimer la charité,

ment enseigné à connaître et forcé de pratiquer, au moins dans une certaine mesure, la loi du sacrifice. L'égoïsme ne saurait vivre, dans nos sociétés, qu'à la condition de se nier à chaque heure, et de se condamner ainsi en faisant sans cesse l'apologie du dévouement. Il suffit d'ouvrir les yeux pour voir autour de soi de nombreux et frappants exemples de ce vice que l'on a flétri du nom d'hypocrisie.

La bienveillance, la douceur, l'égalité de caractère ne sont pas seulement, comme le proclament certains, des vertus de tempérament; ce sont des vertus réelles, des fruits de la morale unie à la volonté. Comment s'expliquer autrement ces transformations inattendues et subites de l'intempérance en sobriété, de la colère en modération, etc., chez des hommes qui n'ont éprouvé aucune modification organique, aucune douleur, et n'ont agi que sous l'influence d'une conviction ou d'une croyance nouvelles? Pourquoi les mêmes effets ne se produiraient-ils pas chez les sourds-muets, s'ils pouvaient recevoir un enseignement aussi large, aussi complet que les parlants?

Avant de recevoir l'éducation spéciale qui lui est indispensable pour connaître et pratiquer les devoirs sociaux, le sourd-muet est colère, vindicatif, paresseux, jaloux et gourmand; il est, en un mot, ce que serait chacun de nous, s'il suivait ses instincts, s'il vivait sous l'empire si vanté de la loi naturelle. A défaut de vertus, les bienséances sociales nous protégent contre ces défauts et ces vices, tandis que le sentiment de ces bienséances est un des derniers fruits que le sourd-muet retire de son éducation. A mesure que celle-ci avance, le mal va en s'amoindrissant; mais il ne finit par disparaître que fort difficilement.

On remarque, chez le sourd-muet, un singulier travers qui, loin de s'atténuer, grandit en proportion de ses progrès intellectuels, c'est la conviction de sa supériorité sur les parlants. Quelque incroyable qu'il puisse paraître, ce fait est très-réel, et tous ceux qui communiquent avec des sujets instruits ont pu le constater. L'isolement dans lequel il vit, la comparaison qu'établit entre lui et ses frères d'infortune le sourd-muet instruit, l'absence de cette même comparaison avec les parlants, les louanges exagérées qu'on lui prodigue, tout concourt à produire ce résultat. En résistant aux sentiments d'orgueil, Massieu et Clerc auraient fait preuve d'une vertu presque surhumaine.

S'il n'a été élevé dans les écoles à son usage, ou s'il n'a reçu dans sa famille un enseignement tout à fait spécial et très-suivi, le sourd-muet demeure forcément étranger aux idées de dévouement, aux paroles mêmes qui les expriment. Presque constamment seul, et d'autant plus isolé qu'il vit dans un milieu plus nombreux, cet infortuné s'habitue à se faire centre, à tout rapporter à lui : il devient *solipse*, selon l'énergique expression de l'illustre de l'Épée. Et les trois quarts se trouvent dans ce cas ! et plus de la moitié de ceux qui, par une faveur exceptionnelle, entrent dans nos Institutions, y restent si peu de temps ou y reçoivent un enseignement si médiocre, que l'on se demande s'il n'eût pas mieux valu, pour eux, n'y jamais mettre le pied !

Sicard successeur de l'abbé de l'Épée, Itard qui légua sa fortune aux sourds-muets, après avoir consacré sa vie à les servir, ont tous deux longuement décrit l'état intellectuel et moral des malheureux confiés à leurs soins. « Toujours isolé de la société, dit le dernier [1], lui seul (le sourd-muet) ne peut prendre aucune part aux intérêts de la patrie... L'homme, ajoute-t-il plus loin (p. 427), n'est aimant et bon que parce qu'il est éclairé et civilisé. C'est une vérité incontestable qui a survécu aux éloquents sophismes de quelques philosophes, antagonistes de la civilisation. Il n'est point de créature humaine moins aimante, plus faiblement attachée que ne l'est, en général, le sourd-muet *sans instruction*; et, alors même qu'il a été développé par l'éducation,

---

[1] *Traité des maladies de l'oreille et de l'audition*, tome II, page 420.

il est encore remarquable par la légèreté de ses affections et le peu d'impression que font sur lui tous ces stimulants de peine et de plaisir qui agitent profondément notre existence morale. »

« Rapporter tout à lui, ajoute Sicard [1], obéir avec une impétuosité dont nulle considération ne peut affaiblir la violence à tous les besoins naturels ; satisfaire tous ses appétits et les satisfaire toujours ; ne connaître en cela d'autres bornes que l'impuissance de les satisfaire encore ; s'irriter contre les obstacles, les repousser avec fureur ; renverser tout ce qui s'oppose à ses jouissances, sans être arrêté par les droits d'autrui qu'il ne connaît pas, par les lois qu'il ignore, par les châtiments qu'il n'a pas éprouvés : voilà toute la morale de cet infortuné. .

. . . .

Tel est le sourd-muet dans son état naturel ; le voilà tel que l'habitude de l'observation, en vivant avec lui, m'a mis à même de le dépeindre. »

On a contesté, je le sais, l'exactitude et la portée des assertions qui précèdent. La contradiction est venue surtout de la part de quelques sourds-muets exceptionnellement instruits, qui n'ont pu se reconnaître dans la peinture que leurs maîtres en ont faite. Mais ce n'est ni Massieu, ni Clerc, mais bien

[1] *Cours d'instruction d'un sourd-muet de naissance.* Discours préliminaire.

le sourd-muet ordinaire, le sourd-muet de la foule qu'ont voulu représenter et qu'ont, en effet, exactement décrit les auteurs que j'ai cités. Amis aussi éclairés que sincères de ces infortunés, c'est par la vérité, non par la flatterie, qu'ils ont prétendu les servir. Semblables au chirurgien dans un cas difficile, ils n'ont pas détourné les yeux de la plaie ni cherché à s'en dissimuler la gravité. C'est en constatant son étendue, c'est en explorant hardiment sa profondeur, qu'ils ont acquis les notions indispensables pour instituer un traitement rationnel. Qui pourrait les en blâmer?...

Si la surdi-mutité n'était qu'une infirmité légère, sans conséquences graves pour l'intelligence et le développement moral, le médecin n'aurait guère à s'en préoccuper sérieusement. Il n'aurait pas à se livrer aux investigations, aux labeurs qu'exige l'innovation, alors surtout que ses travaux pourraient être utilement employés à combler quelques-unes des lacunes si nombreuses de la science. Mais il n'en est pas ainsi; et si la surdi-mutité ne met en danger ni la vie, ni même la santé des sujets qui en sont affectés, elle porte une si rude atteinte au développement de l'intelligence et des sentiments, que le médecin qui rend l'ouïe au sourd-muet lui ouvre, en quelque sorte, les sources de la vie morale, puisqu'il le met à même de devenir homme complet.

C'est parce qu'il était convaincu de cette vérité qu'Itard commença ses investigations médicales : c'est en suivant son exemple que je m'efforcerai de perfectionner et d'étendre ce qu'il a si heureusement commencé. A lui l'honneur de l'initiative : à nous, ses successeurs, le mérite de suivre la voie qu'il a tracée !...

CHAPITRE II.

Considérations historiques sur l'Otologie.

Pénurie des travaux d'otologie. — Causes. — Nécessité des connaissances générales en médecine pour étudier avec fruit les spécialités.
— Services rendus à l'otologie par Itard.

Il faut arriver jusqu'à nos jours pour trouver
des recherches de quelque importance, des observations faites avec suite et méthode sur la surdi-mutité. L'honneur, comme je l'ai dit, en revient à
Itard, dont le travail fut publié en 1821.

Cette lacune si prolongée dans l'enseignement et
dans la pratique de l'otologie n'a rien qui doive surprendre. L'attention des médecins a dû se porter,
tout d'abord, sur les maladies qui causent la mort, et
sur celles qui livrent l'homme en proie à la douleur.
Comme elles sont fort nombreuses, il a fallu le travail des générations pour les observer, les réunir en
corps de doctrine, et l'effort des siècles postérieurs
pour ajouter à la perfection des méthodes, à la certitude des moyens d'investigation et de traitement.

Si, dans les maladies qui causent la surdité, quel-

ques-unes s'accompagnent de douleurs parfois into-
lérables, la plupart en restent exemptes, et la mort
n'en est que rarement la conséquence. L'organisation intime de l'oreille n'a été connue que depuis
les travaux du seizième siècle ; et il est facile de
comprendre que, sans notions anatomiques, aucune
classification, aucune thérapeutique ne peuvent être
méthodiquement instituées. La théorie de la vision a
eu pour interprètes les Kepler et les Newton ; celle
de l'audition attend encore les siens. Ainsi privée
de points de départ et de soutiens, la connaissance
des maladies simples de l'oreille devait rester en ar-
rière et, à plus forte raison, celle des surdités com-
pliquées de mutisme.

Ce n'est qu'en partant de l'ensemble que l'on
peut, dans la science, aborder, avec quelque succès,
les détails ou les spécialités. La théorie de la division du travail, si féconde dans les arts industriels,
ne trouve plus son application en médecine. Dans
l'industrie, la fonction de l'ouvrier peut n'être guère
plus importante que celle d'un simple rouage ; il est
même remplacé quelquefois par un perfectionne-
ment apporté à la machine. Mais il n'en est plus
de même pour l'ingénieur ; celui-ci doit connaître le
mécanisme et l'organisation de l'ensemble et des
parties, la force et les qualités de chacune d'elles ; il
doit, en un mot, posséder la notion complète de l'ins-

strument qu'il est appelé à construire ou à réparer.

Ingénieur du corps humain, le médecin, s'il n'a pas créé les diverses parties qui le composent, n'en doit pas moins pénétrer l'organisation intime, le fonctionnement, le mode de vitalité et tout ce qui le constitue en santé et en maladie. La connexion de tous les organes est telle qu'aucun d'eux ne peut souffrir, sans que l'ensemble en soit affecté : souvent aussi, l'altération observée dans une partie n'est que la manifestation visible d'une lésion plus ou moins éloignée, quelquefois même d'une maladie générale, d'une diathèse. De là, la nécessité des connaissances encyclopédiques en médecine, et le danger si souvent signalé de substituer le médecin de l'organe à celui du corps. Mais quand, après avoir appris et pratiqué la médecine dans son ensemble, l'homme de l'art s'applique, de préférence, à l'étude d'une spécialité, alors la science marche sûrement à des conquêtes avec les Hunter, les Laënnec, les Scarpa et Itard, que l'on peut citer avec ces grands maîtres.

Cependant, quelque ingénieux qu'il soit, l'inventeur n'ajoute jamais qu'une somme finie de vérités à celles qui existaient avant lui dans la science. Si elle est déjà avancée, le novateur y apporte le complément et ne laisse guère qu'à glaner à ses successeurs. Si, au contraire, elle en est à ses débuts, il ne fait que débrouiller le chaos : et pourtant, son œuvre n'est ni moins importante ni moins difficile que l'autre.

Itard se trouve précisément dans le dernier cas. Avant lui, l'ignorance des médecins en otologie était telle que Mercurialis, en 1601, ne trouvait d'autre moyen, pour extraire les corps étrangers de l'oreille, que d'attacher le patient sur une longue planche, de soulever celle-ci, du côté de la tête, et de la faire retomber jusqu'à ce que le corps étranger sortît; et Tulpius, un des plus savants chirurgiens du même temps, conseille d'abandonner les noyaux de cerise introduits dans l'oreille, afin de les retirer par les racines, lorsque la germination aura eu lieu. Et de telles monstruosités chirurgicales ne trouvèrent pas même de contradicteurs !

Itard fit donc beaucoup pour l'otologie, autant, peut-être, en détruisant une partie des préjugés qui l'emcombraient qu'en inventant des procédés nouveaux. Mais son principal mérite fut de régulariser les études et de faire entrer les maladies de l'oreille dans le cadre nosologique, où elles peuvent ainsi participer aux progrès de la médecine générale.

CHAPITRE III.

Des causes de la Surdi-Mutité.

Répartition des sourds-muets sur le globe. — Antagonisme entre leur
nombre et celui des aveugles. — Causes de cet antagonisme. — Multiplicité des sourds-muets dans certaines localités, dans certaines
familles. — Curieux exemples. — Explication de ces faits.

Considérée dans son ensemble, la population des
sourds-muets est très-inégalement répartie sur les
divers points du globe. Elle alterne, d'une manière
générale, avec celle des aveugles, de telle sorte que
l'une augmente là où l'autre diminue, et réciproquement. A mesure que l'on se rapproche de l'équateur,
la cécité prédomine, comme dans l'Inde, en Egypte
et en Ethiopie. Elle prédomine encore vers les pôles,
chez les Lapons, les Samoyèdes et les Esquimaux.
Mais la surdité reprend le dessus dans les pays tempérés, et surtout dans les régions montagneuses,
comme la Suisse. Là on trouve tel canton, celui de
Berne, par exemple, qui ne compte pas moins d'un
sourd-muet sur deux cent cinq habitants, le district
de Schwarzemburg qui en possède un par cent trois

2.

âmes, et la commune de Weyach un par quarante-quatre !

Dans un espace de quelques kilomètres, dans le bassin de l'Aar, cette même Suisse présente à l'observateur un remarquable exemple du contraste que je viens de signaler. La partie septentrionale, basse et humide, ainsi que la partie occidentale qui se rattache à la formation alpine, comptent, l'une et l'autre, un grand nombre de sourds-muets et peu d'aveugles. La partie méridionale, contre-fort du Jura, présente la disposition exactement inverse ; on n'y rencontre que très-peu de sourds-muets, tandis que les aveugles y abondent.

C'est dans les vastes plaines d'Égypte, brûlées par le soleil et sans aucun abri, que l'on trouve le plus d'aveugles. Dans les régions polaires, où les neiges éternelles remplacent les sables du désert, les voyageurs ont également reconnu la fréquence de la cécité. L'action directe et surtout l'action réfléchie des rayons solaires, dans le premier cas ; l'éblouissement causé par la présence continuelle de la neige et par la fréquence des aurores boréales, dans le second, expliquent l'existence de ce double fait. Dans un cas, comme dans l'autre, les maladies qui précèdent et celles qui suivent la cécité sont les mêmes, des amauroses quelquefois, et bien plus souvent des ophthalmies.

Ce n'est plus à l'action trop vive de la lumière, mais bien, au contraire, à son absence, que l'on doit rapporter la fréquence du mutisme dans nos régions tempérées. Les gorges de montagnes, les vallées profondes exposées au nord et au couchant, sont les lieux de prédilection de cette terrible infirmité. Dans ces tristes contrées, où règne sans partage une humidité froide et constante, les variations et les brusques changements de température forment, pour ainsi dire, l'état normal de l'atmosphère. La construction particulière des habitations connues sous le nom de chalets, avec leurs toits saillants, leurs rares et étroites ouvertures, le peu d'épaisseur des murailles, la plupart en planches, et le défaut de circulation de l'air à l'intérieur, semblent concourir à rendre plus intense et plus délétère encore l'action de l'humidité. « Presque tous les sourds-muets, que l'on trouve si nombreux à Weyach, dit le docteur Billeter, habitent la partie du village située dans un bas-fonds où les rues sont étroites et humides et où, à certaines époques de l'année, les caves de toutes les maisons sont inondées. Cette partie du village est resserrée dans un vallon boisé et profond, ouvert seulement au vent rude et froid du nord, et recevant à peine, pendant de courts instants, les rayons du soleil couchant.

« Les comtés orientaux de l'Angleterre, couverts

de marais, dit le docteur Du Puget, contiennent un grand nombre de sourds-muets ; tandis que Birmingham, bâti sur un lieu élevé et sec, n'en compte que seize. » Et le docteur Schmalz, de son côté, « a constaté que les cantons de Zurich et de Vaux, qui n'ont que très-peu de montagnes élevées et aucune vallée profonde, contiennent le moins de sourds-muets, et le canton de Berne si accidenté, le plus[1]. »

Ces influences atmosphériques ne sont pas les seules qui déterminent les conditions d'hygrométrie si favorables au développement de la surdi-mutité. Schneider, Amstein, Studer et Schmalz ont encore signalé certaines constitutions géologiques qui, en engendrant et fixant l'humidité sur le sol, favorisent également le développement du mutisme. Certains terrains qui forment des couches imperméables, les glaises et surtout les bancs de sel gemme entretiennent, sur le sol qui les recouvre, une humidité constante aussi nuisible aux hommes qu'aux animaux. Dans le département de la Meurthe où les exploitations de sel sont si actives, sur toute l'étendue du banc qui, de Dieuze s'étend à Marsal, Moyenvic, Vic, Rosières, etc., vous trouvez des crétins, des sourds-muets, des goîtreux, au milieu d'une population vigoureuse où tous ces maux sont, pour ainsi dire, inconnus. Les

[1] *Rapport à la Société des sciences naturelles et médicales de Dresde.* D. 1834.

animaux eux-mêmes participent à cet état morbide,
et j'ai vu des chevaux du haras de Rosières devenir
goîtreux, dès la seconde année de séjour. Dans tous
ces cas, ce sont les systèmes lymphatique et muqueux
qui sont primitivement et le plus profondément atteints.

A ces influences purement physiques, étudiées par
tous les savants qui se sont occupés de l'étiologie de
la surdi-mutité, il faut joindre les influences morales
qui, pour avoir été moins bien observées, n'en sont
ni moins réelles ni surtout moins puissantes. Sous
ce titre, je range les vices des institutions sociales
et économiques des peuples, l'état particulier de
certaines familles et surtout la mauvaise éducation
des enfants.

Dans le tableau statistique qu'il a fait, d'après un
recensement opéré aux États-Unis en 1830 [1], le
docteur Burnet fait ressortir l'énorme proportion de
sourds-muets que fournit la population esclave. —
Un journal de New-York affirmait, à la même époque, que, dans l'État de New-Hampshire, la proportion des sourds-muets dans la population noire s'éle-
vait à un cinquantième!... Et quiconque a vu et
étudié, comme nous, l'épouvantable condition de
l'esclave et même celle du noir affranchi dans nos

---

[1] Voyez *Quatrième circulaire de l'Institut royal des sourds-muets,*
pages 226 et suiv.

colonies, ne sera nullement surpris de ces assertions.

A côté de l'esclave, en Amérique et dans nos sociétés européennes, on trouve, parmi les classes dites inférieures, chez les salariés, une fâcheuse prédisposition à contracter des cophoses, qui rapprochent beaucoup ces travailleurs des noirs esclaves. « Sur 250 individus sourds-muets présentés au surintendant des écoles de New-York, dit le révérend Feuton[1], 20 seulement pouvaient payer les frais d'éducation. » « La partie du village de Weyach, qui, selon le docteur Billeter[2], renferme une si grande quantité de sourds-muets et où les deux tiers des habitants sont scrofuleux, est presque entièrement habitée par des gens pauvres. » « Les provinces de Prusse qui jouissent à un plus haut degré des commodités de la vie, où l'instruction est le plus répandue, paraissent aussi présenter, dans la plupart des cas, un moindre nombre de sourds-muets que les provinces où la civilisation est moins avancée[3]. »

Les statistiques, faites dans les autres parties du continent et en Angleterre, rendent plus manifeste encore l'influence des mauvaises institutions économiques sur la production de la surdi-mutité. Elles accu-

---

[1] *Coup d'œil sur les institutions des sourds-muets en Europe et en Amérique.*

[2] Ouvrage cité.

[3] Voyez *Troisième circulaire de l'Institut royal des sourds-muets,* page 118.

sent, entre les sourds-muets des villes et ceux des campagnes, un antagonisme qui tient uniquement à la différence du bien-être chez les uns et chez les autres. « Dans le recensement fait en Écosse en 1841, M. William Niell a trouvé plus de sourds-muets dans les villes, opinion déjà émise par le comité dans une autre circonstance[1]. » Sur le continent, en France, où tous les instituteurs de sourds-muets ont pu le constater, en Allemagne et en Italie où le fait a été indiqué par Fabriani de Modène[2], les habitants des campagnes fournissent, au contraire, des sourds-muets en proportion beaucoup plus considérable que ceux des villes. L'explication de ce fait est, du reste, très-facile : chez-nous, le salarié agricole est moins instruit, plus mal logé et plus mal nourri que celui de la plupart de nos villes. Dans les centres manufacturiers anglais, au contraire, et dans nos cités industrielles qui, comme Lille, Roubaix, etc., sont dans des conditions analogues à celles du Royaume-Uni, l'ouvrier des fabriques, livré à la misère physique et morale, procrée un plus grand nombre d'enfants infirmes que le travailleur des campagnes, car il est encore plus misérable que ce dernier. Ainsi, partout où se trouve une classe inférioriorisée par les institutions légales ou économiques,

---

[1] *Rapport présenté aux administrateurs de l'hospice de Donaldson.*
[2] *Statistique des sourds-muets dans les États de Modène.*

partout elle porte le fardeau du travail pénible et le stigmate des infirmités.

Est-il besoin, après les considérations qui précèdent, d'insister sur les fâcheux effets de l'ignorance dans la production de la surdi-mutité? Ignorance et misère ne sont-elles pas, depuis l'origine des sociétés, compagnes non moins inséparables que savoir et bien-être? Et ne viens-je pas d'indiquer les effets déplorables et multipliés de cette misère et tous les sourds-muets qu'elle engendre? S'il a besoin de preuves nouvelles, le lecteur en trouvera bientôt dans le chapitre qui traite du pronostic. J'y signale plusieurs enfants sourds devenus parlants, grâce aux bienfaits d'une éducation suivie et intelligente, tandis que d'autres, susceptibles d'apprendre à parler, mais pauvres et livrés à eux-mêmes, sont devenus muets, faute d'un enseignement convenable.

Outre les influences que je viens d'indiquer, et qui, agissant sur les masses, donnent lieu à de véritables *endémies* de surdi-mutité, on trouve d'autres causes purement accidentelles et locales, tellement nombreuses que l'on ne saurait en faire l'énumération complète. Les unes, mystérieuses dans leur principe et inconnues dans leur action, frappent l'enfant dans le sein de sa mère et le vouent à la plus grave des infirmités humaines. Les autres, mieux connues obéissant aux lois de la pathologie générale, s'attaquent à la première et à la seconde enfance et déterminent des cophoses, qui, à cet âge, sont fatalement suivies de mutisme.

L'hérédité est, sans contredit, une des causes les mieux constatées de surdi-mutisme; mais cette hérédité est loin d'être toujours directe; elle agit, au contraire, assez souvent par voie collatérale, ainsi que l'ont prouvé les recherches officielles faites sur ce sujet dans plusieurs pays[1]. C'est surtout à cette hérédité collatérale qu'il faut attribuer la présence des sourds-muets si nombreux dans certaines familles. Les registres de toutes les écoles contiennent le même nom répété deux, trois ou un plus grand nombre de fois; et ce nom est presque toujours celui de frères ou de cousins à divers degrés. La seule école de Londres présente, sur la liste des admissibles, quatre-vingt-dix sourds-muets issus de vingt familles, qui comptent en tout cent cinquante-neuf enfants. Un journalier en a dix, sur lesquels sept sont sourds-muets; sur huit, un porte-faix compte également sept sourds-muets; six autres familles en comptent chacune cinq; sept autres sont affligées de quatre muets chacune, etc., etc. Feu Gruel a trouvé, dans le département d'Ille-et-Vilaine, une famille composée de neuf enfants dont huit étaient sourds-

---

[1] Voyez *Troisième circulaire de l'Institut des sourds-muets*, p. 134.

muets et le neuvième manchot. Les annales et les circulaires de l'école des sourds-muets fournissent, du reste, un grand nombre d'exemples analogues.

Après l'hérédité, la parenté des époux est une des causes les mieux constatées de la surdi-mutité congénitale chez les descendants. Tous les auteurs en citent des exemples, et je pourrais, pour ma part, en rapporter plus de cinquante. C'est à cette influence, sans aucun doute, qu'il faut rapporter le mutisme si fréquent dans les familles aristocratiques de l'Espagne; et, pour une fois, du moins, nous n'aurons pas trop à nous plaindre de ce malheur, puisqu'il donna à Pedro-Ponce l'occasion de prouver aux savants de son époque l'éducabilité des sourds-muets.

Les passions, les émotions vives, la frayeur éprouvée par les femmes pendant leur grossesse, doivent encore été rangées parmi les causes de la surdi-mutité congénitale. Fabriani de Modène[1], le docteur Bart de la Faille, professeur de médecine à l'Université de Groningue, les docteurs Guyot, directeurs de l'école des sourds-muets de la même ville, ont recueilli de nombreux exemples de mutisme dû à la frayeur éprouvée par des femmes enceintes à la

---

[1] *Statistique des sourds-muets dans les États de Modène, en* 1838.

vue d'un sourd-muet. Ces derniers auteurs racontent même que deux dames distinguées de leur connaissance rapportaient le mutisme de leurs enfants à l'émotion qu'elles avaient éprouvée en assistant à la représentation de la pièce de l'*Abbé de l'Épée*[1], pendant leur grossesse. A ces exemples, j'en pourrais moi-même ajouter plusieurs, tirés de ma pratique particulière, entre autres celui de deux enfants dont la mère attribuait la surdi-mutité à des accès de colère survenus pendant la gestation. J'en ai vu d'autres enfin donner, pour causes de l'infirmité de leurs enfants, des chutes qu'elles avaient faites, un empoisonnement qu'elles avaient éprouvé, etc.

Quelle que soit, du reste, l'origine à laquelle on doive les rattacher, les surdi-mutités congénitales offrent, dans l'ordre de leur production et de leur succession, les plus singulières anomalies. Ici, tous les enfants du même sexe sont sourds-muets et tous les autres parlent. Là, vous trouvez cette singulière alternance d'un sourd-muet succédant à un parlant et *vice versâ*, de telle sorte que, dans deux familles anglaises, composées l'une de quatorze et l'autre de douze enfants, vous avez sept sourds-muets et autant de parlants dans la première, six parlants et six muets dans la seconde. Dans d'autres

---

[1] *Causes de surdité et autres particularités concernant les sourds-muets.*

cas, à deux ou à plusieurs sourds-muets succède un nombre égal ou supérieur d'enfants doués de tous leurs sens. Vous pouvez trouver, en un mot, dans cet ordre de recherches, toutes les anomalies, toutes les combinaisons imaginables.

Parmi les maladies qui, chez l'enfant, déterminent des cophoses suivies de mutisme, il faut placer en première ligne les exanthèmes, la gourme, la variole, la rougeole, la scarlatine, etc. Tous les auteurs ont signalé la pernicieuse influence de ces dernières affections d'autant plus graves, comme on sait, qu'elles attaquent un plus grand nombre de sujets à la fois.

Sur vingt-cinq surdi-mutités acquises dont elle donne la liste, l'institution de Leipzig en indique quatorze comme provenant de la scarlatine, six de la rougeole et de la variole et cinq seulement dues à d'autres maladies : soient les quatre cinquièmes des surdi-mutités acquises provenant de fièvres éruptives. Dans les tableaux dressés par diverses institutions d'Italie, d'Allemagne, d'Angleterre, des États-Unis et de France que j'ai sous les yeux, la proportion des surdi-mutités par suite d'exanthèmes, bien que considérable, est loin cependant de présenter un chiffre aussi élevé que celui de l'école de Leipzig.

Les fièvres muqueuses, surtout quand elles apparaissent avec le caractère épidémique, laissent après elles des surdi-mutités nombreuses. Les départements de l'Yonne et celui de la Côte-d'Or, où cette cruelle maladie a sévi, il y a deux et cinq ans, m'en ont présenté plusieurs exemples.

La fièvre typhoïde, de son côté, fournit, chaque année, son contingent de cophoses ; mais celles-ci ont des caractères bien différents, selon que les symptômes muqueux ou nerveux ont prédominé dans le cours de la maladie. Dans ce dernier cas, l'organe auditif est frappé d'une paralysie plus ou moins complète, sans que l'on trouve d'ailleurs aucune lésion organique appréciable. Dans le premier, au contraire, l'oreille moyenne est le siége de l'altération organique qui détermine l'infirmité. Un frère et une sœur, âgés de seize et de douze ans, qui furent atteints ensemble de typhus en 1850, m'ont présenté un exemple parfaitement tranché de ces deux espèces de lésions.

La petite fille offrait, ainsi qu'un jeune garçon du voisinage qui vint quelques jours après, tous les caractères de la surdité nerveuse ; chez tous deux, elle était survenue à la suite d'un coma prolongé. Chez le frère aîné, au contraire, toute la lésion anatomique était concentrée dans les appareils muqueux de l'oreille moyenne et de la gorge ; aussi fut-il soulagé promptement.

Le travail de la dentition, si pénible chez certains enfants, doit encore être rangé parmi les causes déterminantes de la surdi-mutité. Itard, cependant, accorde, à mon avis, une trop large part à cette influence, de même que les parents exagèrent manifestement le chiffre des cophoses provenant de lésions traumatiques.

Il me faudrait passer en revue le cadre presque complet des maladies graves propres à l'enfance, si je voulais énumérer toutes les causes de surdi-mutité accidentelles qui se présentent dans la pratique.

Je me propose, dans une publication ultérieure, de développer ce sujet et d'en tirer des inductions prophylactiques et curatives. Dans cette introduction, je dois me borner à une simple exposition des faits.

CHAPITRE IV.

Des caractères de la Surdi-Mutité.

Attitude, tempérament, sympathies organiques des sourds-muets. — Rareté du mutisme congénital. — Fréquence de la surdi-mutité acquise. — Raisons de cette fréquence tirées de l'énumération même des causes qui la produisent. — Rareté de la cophose complète. — Erreur d'Itard à ce sujet. — Préjugés relatifs aux lésions organiques déterminant la surdi-mutité. — Caractères généraux de ces lésions. — Importance du diagnostic différentiel.

Si les causes originelles de la surdi-mutité sont nombreuses et variées, les lésions organiques que détermine cette infirmité ne le sont pas moins ; mais quels que soient la nature de ces causes, le caractère de ces lésions, la physionomie et l'attitude des sujets qui en sont atteints portent un cachet particulier qui va en diminuant, à mesure que l'éducation se perfectionne ; mais qui, pourtant, ne s'efface tout à fait que très-difficilement.

Le sourd-muet se tient rarement droit ; son attitude est penchée, gauche, et il faut du temps et des efforts soutenus pour obtenir, de lui, la tenue qu'ont les enfants de son âge. Naturellement curieux , causeur et n'ayant d'autre moyen d'expression que les gestes, il mime tout et grimace sans cesse. Aussi sa physionomie, pour peu qu'il soit intelligent, est-elle d'une mobilité surprenante. Impétueux et d'une vivacité extraordinaire chez les sourds-muets bien portants, les mouvements sont, au contraire, d'un moelleux et d'une grâce accomplis chez beaucoup de sourdes-muettes. Notre célèbre tragédienne Rachel a vu et admiré la puissance et le charme de ces gestes chez plusieurs élèves de l'école de Nancy, et notamment chez mademoiselle Ackerman, dont l'éducation fait le plus grand honneur à M. Piroux.

Mais quel contraste entre le sourd-muet instruit, intelligent, sociable, et son frère d'infortune le sourd-muet inculte, d'intelligence médiocre ou même ordinaire, peu ou point instruit, le sourd-muet de la foule en un mot!... Dans les écoles primaires, la différence entre les élèves tient au développement plus ou moins grand de l'intelligence et surtout au degré d'attention de chacun d'eux; tous, en entrant aux écoles, possèdent, avec l'instrument de la pensée, une somme de notions usuelles qui ne diffèrent guère que par des nuances. Mais, entre le jeune sourd-muet élevé dans une famille intelligente et aisée, enseigné par sa mère, formé aux politesses, aux convenances sociales, et le sourd-muet issu de parents ignorants, pauvres, qui ont forcément négligé ou même abandonné son éducation, entre ces deux enfants , à leur entrée dans une école spéciale, il y a un abîme.

Brusque et incohérent dans tous ses mouvements, ce dernier prend successivement toutes les attitudes, ou plutôt il n'a pas d'attitude qui lui soit propre. Il glisse plutôt qu'il ne marche, bondit plutôt qu'il ne court, traîne les pieds et, à l'agitation la plus désordonnée, succèdent, tout à coup, et sans que rien le fasse pressentir, l'apathie et la torpeur. Sa physionomie est farouche, plus souvent hébétée, et quelquefois les deux expressions s'y succèdent avec une soudaineté étrange, inexplicable. Des sons rauques et inarticulés expriment la joie, la surprise, toutes les émotions de ce pauvre déshérité; et le cri guttural qu'il pousse blesse l'oreille et impressionne péniblement les personnes nerveuses. Beaucoup de femmes, comme je l'ai dit, rapportaient à ces cris entendus pendant leur grossesse le surdi-mutisme de leurs enfants. On voit plusieurs de ces infortunés, à leur entrée dans les écoles, rôder autour des murs, pour y chercher une issue et s'élancer au dehors, quand ils l'ont trouvée. J'ai souvent observé ces manœuvres que quelques-uns (et ce ne sont pas d'ordinaire les moins intelligents ni surtout les moins affectueux) continuent encore de longues semaines après leur entrée dans les institutions.

Le tempérament lymphatique domine chez les sourds-muets. Le rachitisme et l'idiotie, sans y être aussi fréquents que certains auteurs l'ont écrit, s'y rencontrent néanmoins plus souvent que chez les autres sujets. Du Puget en Angleterre, Person en Russie, Fabriani à Modène, Schmalz en Allemagne, Itard et tous les médecins d'institution, parmi nous, ont constaté la fréquence des diathèses scrofuleuses chez ces pauvres enfants. La respiration bruyante, le gonflement du nez et des lèvres, les cicatrices du cou, les ophthalmies et surtout le *facies* caractéristique de l'état strumeux, se rencontrent chez beaucoup d'entre eux. Le docteur Billeter, néanmoins, est allé trop loin, à mon avis, en « attribuant la surdi-mutité à un degré plus élevé de l'état scrofuleux [1]. » Un grand nombre de sourds-muets sont scrofuleux, sans doute ; cependant ils sont loin, fort heureusement, de l'être tous.

Mais le fait saillant, *pathognomonique* chez un très-grand nombre, c'est la présence de l'état pathologique que l'on peut désigner sous le nom de *muqueux*. Les sujets qui le présentent contractent, avec une déplorable facilité, des coryzas, des angines, des catarrhes pulmonaires et des ophthalmies. La guérison de ces maladies est toujours lente, difficile

---

[1] Voy. *Annales des sourds-muets et des aveugles,* tome II, page 47.

à obtenir, et rarement complète. Chez quelques-uns même, les récidives sont, pour ainsi dire, incessantes.

Itard et tous les médecins qui, comme lui, ont observé les maladies accidentelles des sourds-muets, s'accordent à reconnaître, chez eux, la faiblesse, l'absence même presque complète des sympathies organiques si actives et si nombreuses chez les parlants. La souffrance déterminée par les furoncles et le panaris, la douleur si vive que cause l'avulsion d'une dent, ne semblent les impressionner que peu. Aussi faut-il, dans le traitement de leurs maladies, se tenir en garde contre cette absence de réaction pathologique; car on a vu survenir la fonte, la destruction presque complète d'organes essentiels, comme le poumon et le foie, avant qu'aucune sympathie morbide se fût manifestée.

Ainsi, chez le sourd-muet comme chez les autres hommes, l'intensité des sympathies organiques et morbides se trouve en rapport assez exact avec celle des sympathies morales. Actives et multipliées chez les peuples et chez les individus très-civilisés, elles vont, au contraire, en s'atténuant, à mesure que l'on descend l'échelle de l'intelligence jusqu'au point où, membres du corps social et membres du corps individuel, deviennent, pour ainsi dire, insolidaires.

Itard, Lachman, Jahn, Fabriani, les docteurs

Du Puget, Person, etc., ont constaté la fréquence des phthisies pulmonaires chez les sourds-muets. Le comité du comté d'York appelé, en 1844, à se prononcer sur l'état des sourds-muets, « attribue la grande mortalité qui règne parmi eux à la faiblesse de leur constitution [1]. » Frappés « de la vieillesse et de l'apathie prématurées de ces pauvres sujets, » MM. Fleury et Gourzoff, directeurs de l'école de Saint-Pétersbourg, engagent à « soumettre le poumon à des exercices gymnastiques, aussi bien chez les élèves qui ne savent rien que chez ceux qui prononcent quelques mots. » La nature même, selon ces auteurs, inspire cet expédient aux sourds-muets, puisqu'on les voit rechercher les lieux retirés pour pouvoir crier et chanter à leur aise. Itard et le docteur Person donnent aussi le même conseil, persuadés que le défaut d'action des organes pulmonaires et vocaux est la principale cause de la fréquence de leurs maladies. Mais tel n'est pas l'avis de M. Puybonnieux, professeur à l'institution de Paris. Il pense, au contraire, que les sourds-muets sont dans les meilleures conditions physiques et morales pour vivre longtemps, et il cite, pour le prouver, la longévité de quelques Prussiens [2].

---

[1] *Enquête concernant les sourds-muets du comté d'York.* Duncaster, 1844.

[2] Voyez *Mutisme et Surdité*, Paris, 1846, chap. V.

Les personnes qui visitent, pour la première fois, une institution de sourds-muets sont fort étonnées d'entendre des élèves prononcer, et parfois très-correctement, certains mots et même des phrases entières. Le fait est pourtant bien simple : ces enfants qui s'expriment en bon français n'ont perdu l'ouïe qu'à deux, trois, quatre, cinq, six ans ou même plus tard, et ont retenu quelques-unes des phrases qu'ils avaient apprises alors.

J'ai trouvé, dans nos écoles, des élèves qui avaient parlé comme les autres enfants et vécu de la vie commune jusqu'à l'âge de dix et de onze ans. J'ai même recueilli, à Paris, l'observation d'un jeune garçon de quatorze ans, très-développé physiquement pour son âge, mais d'une intelligence médiocre. Il avait suivi les écoles des Frères et appris, tant bien que mal, à lire et à écrire. A l'âge de treize ans et demi, étant apprenti, il fut atteint d'une fièvre typhoïde grave avec symptômes cérébraux. Il avait échappé à la mort, mais était demeuré complétement sourd. Un instant, j'eus l'espoir de ranimer la sensibilité auditive : ce ne fut qu'une étincelle suivie aussitôt d'une obscurité complète et, je le crains, irremédiable. En butte aux plaisanteries et aux risées de ses jeunes camarades, ce malheureux s'est déshabitué presque complétement de la parole ; sa voix est devenue rauque, presque inintelligible et, un an après sa maladie, il ne s'exprimait plus guère que par gestes.

Cependant, si vous demandez aux maîtres à quel âge s'est manifestée l'infirmité de leurs élèves, ils vous répondront, à peu près invariablement, qu'ils sont sourds-muets de naissance.

Itard, au commencement de sa pratique, croyait lui-même que la plupart des surdi-mutités étaient congénitales; mais il était trop habile observateur pour ne pas modifier son opinion avec le temps. — S'il resta encore loin de la vérité dans ses appréciations, il tendit, du moins, à s'en rapprocher sans cesse, comme le prouvent les observations consignées dans son travail[1].

« Il résulte des renseignements pris par l'Institution de Leipzig, que sur les cinquante-un élèves qu'elle contient, vingt-deux seulement sont sourds-muets de naissance[2]. » L'institution de Prague, de son côté[3], présente, sur cinquante-quatre sourds-muets, les documents suivants : dix-neuf sujets seulement sont affectés de cophose congénitale. Les trente-cinq autres sont devenus sourds-muets à la suite de maladies diverses. Six ont perdu l'ouïe dans la première année, neuf dans la seconde, neuf dans

[1] Voyez Itard, ouvrage cité, tome II, pages 343 et suiv.
[2] Voyez *Troisième circulaire*, page 132.
[3] Voyez *Compte rendu*, etc., J. Mücke, Prague, 1828.

la troisième, trois dans la quatrième, deux dans la sixième et la septième. Quant aux six autres, il paraît qu'ils l'ont perdue plus tard encore. Les rapports des Institutions de Cologne [1] et de Hambourg [2] constatent également le nombre considérable des surdi-mutités acquises ; et M. Ramon de la Sagra affirme que « dans les écoles de Hartford et de Philadelphie, les surdi-mutités accidentelles sont plus nombreuses que les autres. »

Pour se convaincre de la fréquence des surdi-mutités acquises, on peut faire prononcer aux élèves d'une institution quelconque le peu de mots qu'ils savent presque tous. On ne tarde pas à reconnaître, par l'accentuation à laquelle une oreille exercée ne saurait se méprendre, qu'un grand nombre de ceux qui sont inscrits comme sourds-muets de naissance ont parlé autrefois. Dans quelques écoles, dans celles de Bordeaux et de Nancy par exemple, où les antécédents de chaque élève sont soigneusement recueillis, vous lirez que la plupart ont entendu jusqu'à huit ou dix mois, un an et plus ; et les indications fournies par les familles vous permettront de rattacher l'infirmité à des

---

[1] Voyez *Premier et deuxième rapports annuels du conseil d'administration pour la propagation de l'enseignement des sourds-muets.* Cologne, 1833 et 1834.

[2] *Rapports de l'école de Hambourg,* 1834.

convulsions, à la scarlatine, à une fièvre muqueuse, etc. Et vous arriverez infailliblement à conclure que la cophose innée est aussi rare que la surdi-mutité acquise est commune.

Il suffit, du reste, de se reporter à l'énumération des causes indiquées plus haut pour avoir la preuve de cette affirmation. En déduisant des surdi-mutités, dites de naissance, celles qui sont dues aux influences climatériques et géologiques, aux accidents de la dentition, aux fièvres éruptives et typhoïdes, aux lésions traumatiques, etc., on arrive à n'avoir plus guère à produire que les sourds-muets issus de mariages entre parents, ceux dont les mères ont éprouvé des accidents pendant la grossesse, et enfin ceux qui ont été atteints de quelque maladie intra-utérine. Le nombre de ces sujets est relativement très-faible.

Itard divise les sourds-muets en cinq classes, eu égard au degré de cophose dont ils sont atteints. Dans la *première*, qui forme à peine le quarantième du nombre total, sont inscrits les sujets « doués de la faculté d'entendre la parole ou la voix articulée, pourvu toutefois qu'elle soit plus lente, plus élevée, plus directe et plus rapprochée qu'elle ne l'est dans la conversation ordinaire. Dans cette première classe, on trouve encore l'oreille douée de la faculté de percevoir les sons euphoniques, c'est-à-dire ces inflexions que prend la voix humaine lorsqu'elle veut exprimer l'étonnement, la pitié, la douleur, le plaisir [1]. »

Il comprend dans la *seconde* « tous ces demi-sourds qui ne peuvent distinguer, bien qu'émis à haute voix, un grand nombre de sons *articulés*, autrement dits consonnes, bien que les sons inarticulés ou voyelles soient nettement perçus. » Il estime que cette classe renferme un trentième environ de la population sourde-muette.

« La *troisième* classe, douée de l'audition de la voix, diffère de la précédente en ce que la parole n'est plus entendue, mais seulement la voix inarticulée dans ses émissions simples ou voyelles... Dans cette classe de sourds-muets, la voix, dont le développement accompagne celui des facultés auditives, est rude et sans modulation, ou, si elle offre quelques inflexions, presque toujours elles sont fausses. Cette classe, plus nombreuse que la première, forme bien la vingt-quatrième partie du nombre total des sourds-muets. »

« La *quatrième* comprend tous ceux qui, insensibles à la parole, à la voix et aux sons, n'entendent que les bruits violents, tels que le tonnerre, l'explosion d'une arme à feu, la percussion violente d'une

---

[1] Voyez Itard, tome II, pages 300 et suiv.

porte, etc. Ce degré de cophose est très-commun parmi les sourds-muets, et mes observations me l'ont fait constater sur deux cinquièmes à peu près d'entre eux. »

« La *cinquième* classe enfin, qui embrasse un peu plus de la moitié, offre une surdité complète. L'ouïe est entièrement abolie, et si, malgré la privation de ce sens, les sourds-muets de cette espèce se montrent, en général, sensibles aux bruits violents, aux fortes détonations de l'artillerie ou de l'électricité atmosphérique, cette sensation est étrangère à l'oreille ; elle s'opère par l'épigastre ou par les pieds, qu'impressionne la commotion de l'air ou l'ébranlement du sol. »

Fabriani de Modène, qui n'a pas établi de classification comme Itard, se borne à affirmer que la moitié seulement des sourds-muets sont complétement privés de l'ouïe [1].

Bien que la classification des sourds-muets basée sur le degré d'audition de chacun d'eux soit loin d'avoir, au point de vue de la thérapeutique, l'importance que semblait y attacher Itard, j'ai dû, néanmoins, entrer dans quelques détails sur ce sujet. J'aurais beaucoup à dire sur les distinctions établies par cet auteur entre la perception des

---

[1] Voyez *Sul benefizio dalle religione cristiana nel instruzione dei sordi-muti*. Mod., 1826.

voyelles et celle des consonnes par les sourds-muets,
entre la faculté d'entendre les sons et celle de les
reproduire, etc. Mais M. Valade-Gabel s'étant chargé
de ce sujet, je reviens au mien, la médecine.

Ainsi qu'Itard, j'ai fait des recherches sur les divers degrés de cophose que présentent les sourds-
muets. Mais je suis arrivé à des résultats bien
différents des siens et de ceux du docteur Fabriani.

Il n'est pas une des nombreuses écoles de sourds-
muets que j'ai visitées où je n'aie trouvé des sujets
entendant parfaitement les cloches, les horloges, et
annonçant à leurs condisciples la cessation ou la re-
prise des travaux, l'heure des repas, etc. D'autres,
moins sourds encore, entendent la parole et doivent
prendre place dans la première classe d'Itard qu'il a
eu le tort de trop restreindre, ainsi que la seconde et
la troisième, pour élargir, outre mesure, les deux
dernières.

Bien plus, on trouve dans nos écoles bon nombre
de sourds-muets qui jouissent d'une sensibilité auditive plus grande, qui entendent mieux qu'une
foule de personnes de la société, où elles raisonnent,
discutent et font leurs affaires. Ce fait, qui paraît
étrange, tient simplement à l'époque originelle de la
surdité. Chez les uns, elle a commencé dans les
premiers temps de la vie; chez les autres, elle ne
s'est manifestée qu'au moment où l'homme ayant

atteint le complément de l'existence, l'habitude acquise supplée à l'affaiblissement accidentel des organes. Je suis consulté, tous les jours, par des malades qui ont cessé de percevoir les battements de la montre, même au contact de l'oreille, tandis que certains élèves de nos institutions de sourds-muets entendent très-nettement ces bruits, la plupart, à la vérité, d'une oreille seulement; mais quelques-uns aussi des deux côtés.

L'abolition complète, radicale de la sensibilité auditive n'est pas plus fréquente chez les sourds-muets que celle de la sensibilité optique chez les aveugles. La plupart de ces derniers distinguent le jour de la nuit; plusieurs voient les gros objets, et ceux dont la rétine demeure complétement insensible à la lumière sont de rares exceptions. De même aussi, dans nos écoles de sourds-muets, on trouve bien peu d'élèves dont l'ouïe ne soit ébranlée, au moins par les grands bruits. Itard pense « qu'un peu plus de la moitié des sourds-muets ne perçoit les bruits que par l'épigastre ou par les pieds qu'impressionne la commotion de l'air ou l'ébranlement du sol[1]. » Mais il est manifeste que ce savant commet ici une grave erreur. C'est bien, en effet, par les pieds et par l'épigastre que sont transmis au centre sensorial les

---

[1] *Traité des maladies de l'oreille*, tome II, page 303.

bruits qui s'accompagnent de commotions du sol, comme les détonations de l'artillerie, le fracas d'une porte que l'on ferme, etc., etc.; mais ce n'est plus par la même voie que peuvent être propagées les vibrations sonores provenant d'agents dont le point d'appui est hors du sol. C'est bien par l'appareil auditif, et par nulle autre voie, que les bruits sont perçus dans ce cas, ainsi que j'en ai acquis la preuve par des expériences directes et nombreuses.

La classification d'Itard appellerait, à mon sens, d'importantes modifications. Si l'on conservait, néanmoins, les divisions qu'il a établies, je croirais devoir ainsi rectifier le tableau. Au lieu de compter un quarantième seulement de sourds-muets dans la première classe, elle en contiendrait un quinzième. La seconde serait formée du dizième des sujets et non du trentième seulement. Dans la troisième, j'inscrirais un tiers et non plus un vingt-quatrième des sourds-muets. La quatrième classe, qui contient deux cinquièmes des sujets, serait réduite de moitié, et, dans la cinquième enfin, on ne trouverait plus guère qu'un cinquième, et non plus la moitié, de cophoses complètes.

Ainsi que je l'ai dit en commençant, la distinction établie entre les sourds-muets, sous le rapport de la sensibilité auditive, n'offre qu'une importance secondaire. L'origine de la maladie, son caractère, sa nature, la détermination des tissus ou des parties de l'appareil plus particulièrement affectés, la gravité des lésions, telles sont, aux points de vue diagnostique et curatif, les considérations importantes, celles qui doivent passer avant tout.

On trouve sur l'origine et la nature de la surdimutité d'étranges préjugés. Aristote et tous les naturalistes et médecins qui l'ont suivi, en y comprenant A. Paré, pensaient que cette infirmité était le résultat d'une double lésion des appareils auditif et vocal. C'est en vain que Pedro Ponce, moine espagnol du seizième siècle, prouva directement le contraire en enseignant la parole artificielle à de jeunes sourds-muets ; sa découverte, communiquée au monde savant par Vallès, médecin de Philippe II, n'empêchait pas Zacchias, dans un traité de médecine légale publié un siècle plus tard[1], d'affirmer que « les nerfs du larynx et de l'oreille sont simultanément paralysés dans la plupart des cas de surdi-mutité. » On trouve beaucoup de personnes, des médecins même, qui partagent encore aujourd'hui l'opinion d'Aristote et de Zacchias; et je cite, plus loin, une observation du docteur Varroine qui le prouve. Rien cependant n'est plus erroné, plus contraire aux faits que cette croyance. Dans l'im-

---

[1] *Questions médico-légales*, 1657.

mense majorité des cas, dans tous pour ainsi dire, la lésion organique du sourd-muet porte uniquement sur l'appareil auditif. Je n'ai rencontré jusqu'ici qu'une exception ; elle m'a été présentée par un jeune sujet qui avait éprouvé une maladie cérébrale d'une extrême gravité ; mais, hors cet exemple et un autre que rapporte Bennati [1], j'ai toujours trouvé que chez les sujets non idiots le mutisme est la conséquence de la surdité.

« Pendant plusieurs années, dit Itard [2], j'ai cru, et mes premières ouvertures cadavériques semblaient me l'avoir démontré, que la surdi-mutité avait toujours pour cause la paralysie du nerf labyrinthique, c'est-à-dire l'absence de toute lésion apercevable dans l'organe auditif, tant après la mort que durant la vie. Mais des recherches ultérieures m'ont fait découvrir des causes plus palpables de cette infirmité. » Ces lésions, trouvées par le médecin des sourds-muets, étaient : des concrétions de diverses natures et des végétations dans les caisses du tambour, le ramollissement du nerf acoustique, l'absence du méat auditif, etc., etc. « Ainsi, conclut logiquement cet auteur, les causes de la surdi-mutité peuvent être toutes celles qui affaiblissent ou détruisent l'audition dans l'adulte. » Mais bientôt,

[1] Bennati, *Mém. sur quelques maladies affectant l'organe de la voix.*
[2] Ouvrage cité, tome II, pages 299 et 300.

comme s'il voulait fournir une nouvelle preuve des difficultés qu'éprouvent les meilleurs esprits eux-mêmes pour se soustraire aux préjugés régnants, Itard ajoute : « Je crois cependant pouvoir établir qu'elles se présentent dans des proportions différentes ; car, bien que les faits que je viens de rapporter nous fassent mettre en ligne de compte les lésions organiques comme les causes matérielles de cette surdité, il faut pourtant convenir qu'elles sont beaucoup plus rares que dans les surdités qui affligent l'adulte, et que presque toujours la surdité de l'enfant tient à une paralysie, soit congéniale, soit acquise de l'organe auditif. » Et, comme preuve, il cite « les maladies éruptives de cet âge, les convulsions et surtout, ainsi qu'il l'a déjà annoncé, l'influence sympathique exercée sur l'oreille par une dentition orageuse. »

Ainsi, c'est après avoir omis les surdi-mutités développées sous les influences géologiques et atmosphériques, celles qui sont dues aux répercussions d'exanthèmes, aux fièvres muqueuses, typhoïdes, etc., et qui forment, à elles seules, plus de la moitié du chiffre total de ces infirmités, qu'Itard vient émettre cette désolante généralisation : « Presque toujours la surdité de l'enfant tient à une paralysie. » Non, grâce au ciel, il n'en est pas ainsi ! On a reconnu que les aveugles par paralysie du nerf opti-

que sont loin de former le cinquième de la population de nos écoles ; et, d'après les observations que
j'ai faites dans les institutions de sourds-muets, la
proportion des sujets atteints de paralysie du nerf
acoustique n'est pas plus considérable. Le fait est
facile à expliquer. Quelles sont, en effet, les lésions
qui, d'ordinaire, accompagnent les fièvres éruptives ?
Sont-ce les névroses ? Ne sont-ce pas plutôt les coryzas, les angines, les bronchites, les ophthalmies, en
un mot les affections de l'appareil muqueux ? Et ces
maladies qui, par leur intensité, et plus souvent encore par leur propagation aux tissus profonds cons-
tituent le danger réel des éruptions, ne persistent-
elles pas ordinairement après que celles-ci ont cessé ?
Dans tous ces cas, c'est par l'extension du catarrhe
aux membranes muqueuses des trompes d'Eustache
et de la caisse du tambour que la surdité se produit.
Et c'est parce que le catarrhe abandonne les bron-
ches, le larynx et les fosses nasales, que le malade
cesse de tousser, recouvre la voix et l'odorat, tandis
qu'il demeure sourd, lorsque l'affection persiste dans
l'oreille moyenne.

Est-ce, demanderai-je encore, est-ce par suite
d'amauroses, et n'est-ce pas plutôt par l'effet d'ophthalmies graves que plusieurs malades perdent la
vue dans la variole ?

Pourquoi l'*amaurose de l'oreille* serait-elle plus

4.

fréquente que celle de l'œil après les fièvres éruptives? Et les surdi-mutités qui surviennent dans
les lieux bas et humides, dans les pays de montagnes,
après des variations brusques de température, est-
ce encore aux lésions nerveuses qu'il faut les attribuer? Ne sont-elles pas bien plutôt la suite d'affections catarrhales et rhumatiques? Pour ma part,
leur analogie avec les ophthalmies des nouveau-nés
me semble tellement évidente que je m'étonne
qu'elle n'ait encore été signalée par personne.

C'est avec raison qu'Itard, oubliant ce qu'il a dit
sur la paralysie du nerf auditif, ajoute ces paroles :
« Les causes de la surdi-mutité peuvent être toutes
celles qui affaiblissent ou détruisent l'audition dans
l'adulte. » En effet, lésions traumatiques, adhé-
rences morbides, présence de corps étrangers dans
les oreilles, caries et nécroses, affections catarrhales,
nerveuses, rhumatiques, etc., etc. ; nous retrou-
vons, comme causes organiques de la surdi-mutité,
toutes les lésions qui, chez l'adulte, déterminent la
surdité simple[1]. Et ce qui vient confirmer l'exactitude de cette affirmation, c'est que les remèdes qui
conviennent chez ces derniers sujets sont encore
ceux qui, dans les affections analogues, ont du succès chez les sourds-muets.

[1] Voyez à ce sujet mon *Essai théorique et pratique sur les maladies
de l'oreille.*

CHAPITRE V.

Du pronostic de la Surdi-Mutité.

Assertions contradictoires des médecins relativement à la curabilité du mutisme.— Nécessité d'en appeler au témoignage des faits.— Observations de sourds-muets guéris : 1° par le seul bénéfice de la nature, 2° par suite de lésions traumatiques, 3° par l'effet de traitements divers. — Demi-muets rendus parlants par l'éducation. — Demi-sourds devenus muets par absence ou par vice d'enseignement. — Règles générales de pronostic. — Difficultés. — Moyens de les surmonter. — Exemples.

Le désir de soulager les misères du sourd-muet a fait naître bien des espérances, a donné lieu à de nombreuses tentatives de traitement. Celles-ci ont été souvent dirigées par des personnes étrangères à la médecine, mais convaincues de la puissance de certaines pratiques, de certains agents curatifs. Comme la foi engendre toujours le prosélytisme, ces tentatives ont trouvé leurs zélateurs ; elles ont été propagées et elles le sont encore.

Dans le dernier siècle, alors que l'engouement pour le mesmérisme était au comble, on n'hésita pas à promettre, en son nom, la guérison des sourds-muets, comme aussi celle de tous les autres malades et infirmes. Depuis, et sous nos yeux, des partisans du magnétisme animal s'étaient hardiment engagés à guérir la plupart des sourds-muets, par ce moyen, qu'ils prétendaient avoir perfectionné. Nous les avons vus à l'œuvre et, comme tous, nous avons pu constater leur impuissance. Cependant, effet incroyable de la crédulité humaine! ces sectaires avaient des disciples qui ne sont pas désabusés encore, malgré le plus complet et le plus éclatant échec des maîtres....

L'électrisation a compté aussi des partisans. Le Bouvyer-Desmortiers, à la fin du dernier siècle, avait espéré guérir un jeune sourd-muet à l'aide de ce moyen, et le journal de traitement qu'il nous a transmis respire la conviction et la bonne foi. Le Bouvyer échoua, comme aussi ont échoué ceux qui, depuis, l'ont suivi dans cette voie....

Bien plus, des médecins même que, pour leur honneur et la dignité de l'art, nous voulons croire ignorants seulement, n'ont pas rougi de publier qu'ils se chargeaient de guérir *tous* les sourds-muets qu'on leur confierait (y compris sans doute les sourds-muets par absence d'organes auditifs, par paralysies essentielles et par destruction de parties). Et, grâce à une ignorance générale des premières notions d'otologie chez les praticiens, des journaux de médecine ont pu admettre ces annonces et les transmettre à leurs lecteurs, alors qu'ils auraient repoussé avec indignation des réclames promettant la guérison de *toutes* les maladies des poumons, du cœur ou des yeux, bien mieux connues pourtant et plus souvent curables, dans l'état actuel de la science, que celles des oreilles.

En opposition et pour faire contre-poids, sans doute, d'autres médecins ont bruyamment affirmé l'incurabilité absolue de toutes les surdi-mutités; assertion pleine de modestie, de la part de ces doctes confrères, qui déclarent ainsi posséder non-seulement la connaissance complète du passé et du présent de l'otologie, mais encore l'intuition de ses progrès futurs! On peut croire que la pratique de ces hommes hardis ne viendra jamais contredire leurs théories.

Entre ces assertions contradictoires, il n'est rien moins que facile de prendre un moyen terme; mais, dans cette question, comme dans toutes celles où interviennent des faits, il y a toujours un argument péremptoire, c'est le témoignage même de ces faits. Si des observations authentiques, irrécusables, viennent démontrer que des sourds-muets ont été guéris par le seul bénéfice de la nature; si d'autres rapportent des guérisons survenues à la suite de maladies accidentelles; si, enfin, encouragés par ces exemples, des médecins nous présentent des sourds-muets améliorés et même complétement guéris par suite de traitements., on sera bien forcé d'admettre que la nature, seule ou aidée par l'art, a opéré, dans quelques cas du moins, des guérisons de surdi-mutité; et ces faits, bien constatés, trancheront définitivement la question de curabilité.

L'observation suivante, communiquée à l'Académie des Sciences par Félibien, et consignée par Fontenelle dans l'*Histoire de l'Académie* (année 1702), présente un exemple de guérison spontannée de surdi-mutité qui fit grand bruit dans le temps :

« Un jeune homme, âgé de vingt-quatre ans, fils d'un artisan de Chartres et sourd-muet de naissance, commença tout à coup à parler, au grand étonnement de toute la ville. On sut de lui que, trois ou quatre mois auparavant, il avait entendu le son des cloches et avait été extrêmement surpris de cette sensation nouvelle et inconnue; ensuite il lui était sorti une *espèce d'eau* par l'oreille gauche, après quoi il avait entendu parfaitement des deux oreilles. Il fut ces trois ou quatre mois à écouter sans rien dire, s'accoutumant à répéter tout bas les paroles qu'il entendait, et s'affermissant dans la prononciation et dans les idées attachées aux mots. Enfin, il se crut en état de rompre le silence et il

déclara qu'il parlait, quoique ce ne fût encore qu'im-
parfaitement.

« Aussitôt des théologiens habiles l'interrogèrent
sur son état passé, et leurs principales questions
roulèrent sur Dieu, sur l'âme, sur la bonté ou la
malice morale des actions. Il ne parut pas avoir
poussé ses idées jusque-là : quoiqu'il assistât à la
messe, qu'il fût instruit à faire le signe de la croix,
il n'avait jamais joint à tout cela aucune intention, ni
compris celle que les autres y joignaient. Il ne savait
pas bien distinctement ce que c'est que la mort, et
il n'y pensait jamais. Il menait une vie purement
animale, tout occupé des objets sensibles et présents,
et du peu d'idées qu'il recevait par les yeux. Il ne
tirait pas même de la comparaison de ces idées tout
ce qu'il semble qu'il aurait pu en tirer. Ce n'est pas
qu'il n'eût naturellement de l'esprit; mais l'esprit
d'un homme privé du commerce des autres est si
peu exercé et si peu cultivé, qu'il ne pense qu'autant qu'il y est indispensablement forcé par les
objets extérieurs. Le plus grand fonds des idées
des hommes est dans leur commerce réciproque. »

L'observation qui précède a donné lieu à de nombreuses controverses et a été même révoquée en
doute. Évidemment incomplète et remplie d'erreurs
de détail, je la tiens, néanmoins, pour vraie quant
au fond. J'y trouve un nouveau cas de guérison

spontanée de surdité accidentelle analogue à d'autres cas rapportés par les auteurs, et dont j'ai recueilli, pour ma part, plus d'un exemple.

En l'absence de documents suffisants et dépouillé du merveilleux qui l'embellit, voici comment on peut expliquer ce fait : Le sourd-muet de Chartres avait entendu et parlé jusqu'à huit ou neuf ans. A cette époque, il devint sourd par obstruction des trompes d'Eustache, très-probablement. Au lieu de cultiver avec soin la parole acquise, on abandonna ce pauvre enfant comme on en abandonne tant d'autres, et la mimique devint son nouveau langage. Un an, au moins, deux ans peut-être (et non pas trois ou quatre mois seulement) avant l'époque où il se déclara guéri, un abcès se forma dans la caisse gauche du tympan et s'ouvrit une issue, — partie par le conduit auditif interne, qui ainsi se trouva désobstrué, — partie par le conduit auditif externe, à la suite d'une déchirure ou plutôt d'un décollement de la membrane du tambour.

Après cet accident, l'oreille redevint sensible aux bruits, et l'apprentissage de l'ouïe et de la parole fut d'autant plus facile que le sujet avait déjà entendu et parlé.

Le fait suivant, recueilli par Desgrands-Prés, médecin de Grenoble, offre, à son tour, un curieux exemple de guérison accidentelle. Le voici tel que

nous l'a transmis Lazare Rivière : « Un mendiant,
arrivé de nuit à Pousenac, y fut reçu par charité
avec son enfant, sourd-muet, et gardé quelques
jours à cause d'une fièvre continue dont celui-ci
était atteint. Désespérant de la vie de son fils, le
père se sauva pendant la nuit sans dire mot. Cependant le malade guérit, et, s'étant rétabli, on lui
confia la garde des troupeaux. Quelques années
après, il reçut à l'occiput un coup de bâton qui fractura l'os en plusieurs endroits : toutefois, cette
plaie, traitée par un habile chirurgien, fut heureusement cicatrisée. Mais à mesure que la guérison faisait des progrès, le sens auditif recouvrait l'exercice
de ses fonctions ; tellement que le berger commença
à bégayer quelques paroles, et parvint en peu de
temps à entendre et à parler distinctement. Cette
restauration de l'ouïe et de la parole se conserva
jusqu'à la fin de la vie de cet homme, qui mourut à
l'âge de quarante-cinq ans. »

Dans les observations suivantes, enfin, il s'agit
de surdi-mutités guéries par l'intervention de la médecine. La première nous a été transmise par Amatus Lusitanus ; mais cet auteur a plutôt indiqué que
décrit avec détails le fait qu'il rapporte. Dans les
autres, au contraire, on trouve minutieusement
exposés le choix et l'application des remèdes, ainsi
que les résultats obtenus.

L'enfant, dont Amatus Lusitanus nous rapporte l'histoire, était resté muet jusqu'à l'âge de douze ans. Il commença, vers cette époque, à parler librement et dut sa guérison, dit l'auteur, « à un séton placé à la nuque, qui, avec le concours du temps, finit par *dessécher certaines humeurs excrémentielles* qui remplissaient la tête. »

Dans un *Mémoire sur les bons effets du moxa dans les cas désespérés*, le docteur Varroine, médecin militaire, rapporte un cas de guérison de surdi-mutité qui a quelque rapport avec celui d'Amatus Lusitanus, puisqu'il fut également dû à l'emploi des révulsifs chirurgicaux.

« Étant à Malaga, l'an IX de la République, ce médecin fut consulté pour une jeune personne, âgée de vingt ans, qui était née sourde-muette. Les organes affectés ayant été visités avec soin, la langue *parut*, à ce médecin, *un peu plus épaisse* qu'elle ne l'est ordinairement.

« La mère de cette demoiselle, étant grosse, était parvenue sans accidents à son huitième mois; mais ayant vu, à cette époque, son mari poignardé par un domestique en sa présence, elle éprouva un tremblement général, de longs évanouissements, et cessa de sentir remuer son enfant. Il survint une perte qui dura quatre heures, et cinq jours après, cette dame mit au monde une fille saine et vigoureuse, mais qui, à l'époque où les enfants commencent à parler, fut reconnue sourde-muette. Les médecins les plus éclairés de l'Espagne ayant été consultés sans fruit, cette enfant, dès l'âge de sept ans, fut abandonnée à la nature, comme atteinte d'une infirmité déclarée incurable.

« M. Varroine regarda la surdité comme une paralysie de l'oreille et de la *langue*, et proposa en conséquence d'appliquer deux moxas, l'un à la nuque et l'autre sous le menton, le plus près possible de la base de la langue. Son avis fut suivi, et il l'exécuta lui-même. Les deux moxas, qui étaient du diamètre d'une pièce de cinq francs, produisirent une vive inflammation vers le septième jour ; un gonflement extraordinaire se développa à la partie antérieure du cou et s'étendit jusqu'aux mamelles, accompagné d'une fièvre violente, qui dura vingt-quatre heures et se termina par une abondante transpiration. Les escarres se détachèrent du douzième au quatorzième jour, et leur chute fut suivie d'une suppuration très-considérable. L'auteur assure avoir reconnu, à cette époque, que la langue était plus libre dans ses mouvements et *diminuée d'épaisseur*. A la suite de fumigations faites dans le conduit auditif, la membrane qui le tapisse s'excoria et fournit, vers le vingt-deuxième jour du traitement, une humeur épaisse, jaunâtre, qui coula abondamment pendant dix jours. Après ces crises dépuratoires, cette demoiselle eut un appétit vorace, plus de gaieté et d'intelligence.

« Deux mois et demi environ après l'application des moxas, cette jeune personne commença à entendre le bruit des cloches qui lui était jusque-là inconnu et lui causa autant de joie que d'étonnement. Depuis cette époque l'ouïe continua à s'améliorer, et la surdité se trouva en peu de temps complétement dissipée. En même temps le mutisme cessa. »

Coutanceau transmit à Itard deux observations de sourds-muets guéris à Bordeaux, en 1786, par un sieur Félix Merle, se donnant comme médecin naturaliste. Le traitement consistait dans l'introduction faite matin et soir, pendant un mois, d'un liquide irritant dans les oreilles. Cette composition, dont l'auteur faisait un secret, fut achetée par Itard qui nous en a donné la formule. Elle se composait d'asaret (raifort sauvage), roses de Provins et perce-pierre infusés dans du vin blanc et additionnés de sel marin.

Voici la première de ces deux observations : « Un jeune garçon, âgé de huit à neuf ans, ayant entendu dans son très-bas âge et étant devenu sourd accidentellement, quoiqu'il entendît encore un peu d'une oreille, commença, vers le vingt-trois ou le vingt-quatrième jour du traitement, à éprouver une douleur très-vive dans les deux oreilles. Cette douleur augmenta progressivement, au point qu'elle rendait insupportable l'introduction de la liqueur dans le conduit auditif ; deux ou trois jours après l'invasion de la douleur, il se manifesta tout à coup, au milieu de la nuit, un écoulement purulent par les deux oreilles : aussitôt l'enfant commença à entendre plus distinctement, de manière que l'oreille, qui était affectée d'un surdité complète, se trouva dans l'état de celle qui précédemment conservait encore quelque peu de sensibilité, et que celle-ci s'améliora encore davantage. L'audition ne fut jamais parfaite, mais elle devint suffisante pour que l'enfant apprît à parler et fît usage par la suite de la parole, qu'il a conservée depuis. Il faut remarquer qu'il n'a jamais entendu ni parlé aussi bien que les autres hommes. L'écoulement de l'oreille ne fut pas très-abondant, ne dura que quelques jours et cessa spontanément. »

La seconde, qui présente un résultat plus complet, est ainsi rapportée par le même auteur :

« Une jeune fille, âgée de seize ans, était née avec les organes de l'ouïe dans le meilleur état. Elle commençait à balbutier vers l'âge de quinze ou seize mois, lorsque sa mère, étant allée travailler à la vigne, la mena avec elle et la laissa, par un temps humide, étendue sur l'herbe pendant qu'elle faisait

son ouvrage. On ne remarqua pas alors que l'enfant
en fût aucunement incommodée. Bientôt après on
s'aperçut que, loin de faire des progrès dans l'audition et la parole, elle paraissait avoir perdu complétement l'une et l'autre. Depuis ce temps elle était
restée sourde-muette, et avait reçu l'instruction ordinaire, dont elle avait bien profité. Vers le vingt-
cinquième jour de l'usage du remède de M. Félix
Merle, elle éprouva dans les deux oreilles une douleur très-vive, qui commença à devenir intolérable,
surtout lorsqu'on introduisait la liqueur dans le
conduit auditif, au point qu'il fallait la tenir de
force. Le vingt-huitième jour, étant occupée à travailler dans une leçon publique, elle eut envie d'éter-
nuer, et aussitôt il sortit, par ses deux oreilles à la
fois, une quantité si considérable de matière puru-
lente très-fétide, qu'elle en fut toute salie de la tête
aux pieds. L'audition fut aussitôt complétement ré-
tablie, au point que la jeune fille, éprouvant un
sentiment de terreur extrême, se cramponnait, s'ac-
crochait avec vivacité à tout ce qui l'entourait,
comme si elle avait été menacée de voir la maison
s'écrouler sur elle, ainsi qu'elle l'a dit depuis. Ce
sentiment se calma peu à peu, mais l'audition resta
la même. Dès qu'elle entendit, elle oublia ou du
moins elle ne voulut plus employer les signes usuels
des sourds-muets, et elle apprit très-promptement à

parler. Au bout de six semaines, elle en savait assez pour demander tout ce qui lui était nécessaire. Au bout de six mois, elle parlait fort bien. Étant alors retournée à la campagne, elle a perdu quelque chose de sa facilité à parler. L'écoulement par les oreilles dura quinze jours ou trois semaines, et cessa peu après. »

Dans l'observation suivante, rapportée par Itard[1], la guérison fut due à l'emploi simultané des amers et des purgatifs, à l'intérieur, et à l'application de vésicatoires et de cautères, à l'extérieur.

« Un enfant, âgé de trois ans, sourd-muet, fut amené à Paris, dit cet auteur, pour être confié à mes soins. De violentes convulsions ayant précédé la sortie de ses premières dents, les parents attribuaient à cette cause la surdité de leur enfant. Après l'avoir attentivement examiné, je reconnus que la surdité n'était pas complète, et je soupçonnai, d'après la grande quantité de cérumen presque liquide qui engouait le conduit auditif externe, d'après une légère ophthalmie chronique qui boursoufflait la conjonctive, d'après l'épaisissement des ailes du nez, que la maladie de l'oreille dépendait d'un engorgement de la caisse. Je prescrivis l'usage de l'élixir amer, des purgatifs fréquents avec le mercure doux, et je

____

[1] *Maladies de l'oreille et de l'audition,* tome II, page 345.

fis couvrir tout le pavillon de l'oreille d'un emplâtre vésicatoire assez grand pour qu'en débordant la conque auditive, on pût le rabattre encore sur sa face interne. Toute cette partie se trouva, par ce moyen, dépouillée de son épiderme, et fournit une abondante suppuration, accompagnée d'une très-vive douleur. Dès le troisième jour de cette application, le sourd-muet, qui jusque-là s'était montré seulement sensible à quelques bruits, put percevoir les sons de la voix humaine. Mais, quoiqu'on excitât la suppuration des oreilles par des applications très-stimulantes, elle tarit au bout de huit jours. Je pris le parti de favoriser cette dessiccation, puisque je ne pouvais l'empêcher, et de renouveler l'application du vésicatoire aussitôt que l'épiderme se serait complétement reproduit. Le second vésicatoire fournit une évacuation de sérosité et de pus non moins abondante que la première. L'amélioration de l'ouïe fit de nouveaux progrès, et nous nous assurâmes que les sons vocaux, même prononcés à voix basse, étaient distinctement entendus. Mais, au bout de quelques jours, les plaies des vésicatoires se desséchèrent de nouveau. J'appliquai alors au-dessous de l'oreille, entre la branche de la mâchoire et la saillie mastoïdienne, un morceau de potasse caustique, qui produisit une escarre du diamètre de trois centimètres. La suppuration provoquée par cette troisième application fut moins abondante, mais beaucoup plus longue. Elle n'était point encore tarie quand l'enfant fut ramené dans son pays. La guérison de la surdité était complète, la parole commençait à se développer, et je ne fais aucun doute que cet enfant ne soit parvenu depuis à parler parfaitement, si toutefois il n'est pas survenu de récidive, ce qui est fort ordinaire dans cette espèce de surdité. »

Dans l'observation que je vais rapporter encore, et qui est également empruntée à Itard[1], il s'agit d'une guérison opérée chez un sourd-muet de l'institution de Paris, au moyen de la perforation des membranes du tympan, suivie d'injections liquides dans les caisses du tambour. Cette observation, pleine de détails, fermera la série, déjà longue, des histoires que j'ai cru devoir rapporter ici.

« Un élève de notre institution, nommé Christian Dietz, âgé de quinze ans, complétement sourd de naissance, entra le 2 juin 1811 à l'infirmerie, pour une fièvre toute nerveuse, qui n'avait d'autre effet sur lui que de l'amaigrir, et ne lui ôtait encore ni le sommeil, ni l'appétit, ni les forces. Des soins prolongés, et diversifiés par la durée et l'opiniâtreté de cette maladie, m'attirèrent à un tel point la con-

---

[1] Ouvrage cité, tome II, page 346.

5.

fiance de mon malade, qu'il me fut facile de faire sur lui le premier essai de l'opération dont j'avais formé le projet depuis longtemps. Ma proposition fut acceptée, je ne dis pas avec soumission, mais avec tout le plaisir que donne l'espoir d'un bien très-prochain. Ce fut le 2 juillet que je pratiquai la perforation de la membrane tympanique de l'une et l'autre oreille. Je me servis d'un stylet d'écaille, que j'enfonçai à quelque distance du point opaque formé par l'adossement du manche du marteau sur cette cloison transparente. Un mouvement brusque, qui lui fit retirer la tête du côté opposé, fut le seul signe de douleur que donna le malade au moment de la piqûre. De crainte de provoquer l'inflammation de l'oreille interne, en ajoutant à la douleur de l'opération le stimulus produit par l'injection, je laissai passer trois jours avant d'employer ce second moyen, et je me bornai pendant ce temps à observer les phénomènes, jusqu'alors peu connus, de l'inflammation de la membrane du tympan....

« L'injection, tentée le quatrième jour, et avec de l'eau tiède seulement, produisit une douleur vive, mais passagère, dans l'oreille, dans les sinus frontaux et même dans la tête. Cependant le liquide revint tout entier par le conduit auditif; même effet les trois jours suivants, si ce n'est que la douleur fut moins vive. Enfin la cinquième épreuve réussit sur l'oreille droite. Une partie de l'eau injectée s'échappa par la trompe d'Eustache et coula dans la bouche. Le lendemain, l'oreille gauche, que l'eau tiède n'avait pu encore traverser, donna à son tour passage à une grande partie de ce liquide. Les injections furent continuées tous les matins, au nombre de cinq ou six par oreille. Alors il survint des maux de tête, des vertiges, des étourdissements, dont je fus d'abord affligé, mais que je reconnus ensuite pour être les heureux indices de la sensibilité de l'organe auditif ; ce qui me parut d'autant plus évident, que le jour où ces accidents s'étaient montrés avec le plus d'intensité était précisément un jour de fête, pour laquelle on avait mis en mouvement toutes les cloches de l'église voisine. Aussi fut-ce pour ces sortes de sons que notre sourd donna les premiers signes d'une audition distincte. Bientôt on s'aperçut que non-seulement il entendait les choses du dehors, mais encore les sonnettes des appartements qui se trouvent sur le même palier que l'infirmerie, dont le mien est voisin, et qu'il mettait une sorte d'empressement vaniteux à prévenir l'infirmier qu'on sonnait chez moi, quand mon domestique était absent. Enfin ce fut dans la première semaine du mois d'août qu'il commença à entendre la parole. Placé derrière lui, je m'entretenais de son état avec M. Dickinson, jeune chirurgien anglais, qui suivait alors mes expériences sur l'audition, et nous remarquâmes qu'aussitôt que nous élevions la voix ou que nous reprenions la parole après un moment de silence, il tournait avec vivacité la tête de notre côté.

« Dès ce moment, je redoublai de soins et d'attention à observer les phénomènes attachés à l'acquisition d'un nouveau sens. Tout le temps que des occupations indispensables pouvaient me laisser, je le passais auprès du jeune Dietz, appliqué à noter les progrès de l'ouïe et de la parole ; car, en cessant d'être sourd, cet enfant avait également cessé d'être muet. Néanmoins, les organes de la parole ne suivirent pas, dans le développement de leurs facultés, une progression aussi rapide que celui de l'audition. La langue mal assurée articulait avec peine les mots qui frappaient nettement l'oreille, de sorte qu'on pouvait observer ici les imperfections et les tâtonnements qui accompagnent les premiers essais de la parole chez un très-jeune enfant. A l'instar de celui-ci, notre muet parlant, au lieu de dire un chapeau, une clef, une fleur, prononçait : *tapeau, ke, feu,* quoique le sens de l'ouïe distinguât parfaitement les composés produits par les syllabes *cha, clef, fleur,* etc. Je ne m'attachai pas néanmoins à redresser ces articulations défectueuses de la parole, dans l'espoir qu'elles se rectifieraient par le secours de l'oreille, ou, pour mieux dire, dans la triste conviction que la maladie qui minait ce pauvre jeune homme ne lui laisserait pas longtemps la jouissance du bien que je venais de lui rendre. Pendant quelques jours, la joie qu'il avait ressentie de l'acquisition d'un nouveau sens m'avait presque fait croire à une heureuse révolution, à la suppression de la fièvre hectique par un violent excitement des facultés morales ; mais cet effet salutaire fut de courte durée, et tous les symptômes fâcheux ne tardèrent pas à se reproduire, à l'exception cependant de la profonde tristesse qui forme assez ordinairement un des caractères principaux de cette maladie, et qui, depuis le recouvrement du sens auditif, avait fait place, du moins en ma présence, à l'expression radieuse d'un vif sentiment de bonheur. Aussi était-ce un sujet d'observation vivement intéressant que de voir, au milieu des exercices journaliers auxquels je soumettais le sens de l'audition, la figure presque mourante de ce jeune homme, et ses yeux d'un bleu presque décoloré, s'animer rapidement de tout le feu de la vie et de la santé. Cette exaltation se fit remarquer surtout le jour où je lui fis entendre, pour la première fois, un instrument de musique. C'était une vielle organisée, que je fis placer, à son insu, hors de l'infirmerie, et sur laquelle on commença par jouer un air des plus lents et des plus simples. D'abord sa figure pâlit, un léger mouvement convulsif agita ses lèvres, et je craignis une syncope ; mais cet état ne fut qu'instantané. Bientôt une vive rougeur colora ses joues, ses yeux s'animèrent d'un éclat extraordinaire, et son pouls, que j'avais tenu sous mes doigts dès le début de cette expérience, s'éleva à un très-haut degré de force et de fréquence. Un peu revenu de cette émotion, il se mit à rire aux éclats, portant à plusieurs reprises, pour exprimer sa joie, le plat de sa main sur la région du cœur.

« Mais tandis que la vie se conservait pleine et active dans l'organe auditif, tous les autres languissaient ou souffraient. L'appétit était perdu, le sommeil troublé par des sueurs abondantes, la respiration courte, entrecoupée par une toux sèche, la locomotion fatigante et presque au-dessus des forces du malade. Un dernier moyen s'offrait encore à moi avec quelques lueurs d'espérance. Je le tentai et j'envoyai Dietz dans sa famille, respirer l'air natal. Il était des environs de Genève. Il y arriva peu fatigué de son voyage, et y devint aussitôt l'objet d'un intérêt général et de soins empressés, qui lui furent généralement prodigués par les médecins les plus éclairés de ce pays. Malheureusement ils n'eurent pas plus de succès que les miens : trois mois après son arrivée, Dietz succomba à sa maladie, ayant jusqu'à son dernier jour conservé l'usage de l'ouïe et de la parole. »

J'ai à dessein multiplié les exemples de sourds-muets guéris, soit par le seul bénéfice de la nature, soit à l'aide de la médecine. Il fallait mettre complé-tement hors de cause, élever au-dessus de toute conteste la possibilité de telles guérisons, puisqu'elles sont encore aujourd'hui révoquées en doute par l'ignorance. J'aurais pu y ajouter les améliorations obtenues par M. Deleau sur quelques malades, à l'aide du cathétérisme des trompes d'Eustache et des révulsifs cutanés, ainsi que les faits de même nature rapportés par le docteur Mücke de Prague et par le docteur Goldbeck d'Altona. Je pourrais encore y ajouter ceux qui me sont propres, mais de nou-veaux détails serviraient plutôt à ralentir la marche de cette dissertation qu'à l'éclairer. Je passe donc.

Les erreurs de diagnostic que j'ai signalées dans les observations d'Itard ont amené, comme on devait s'y attendre, des erreurs correspondantes dans le pronostic. Après avoir dit que « s'il a fait de la surdi-mutité une espèce particulière de cophose, c'est seulement à cause de ses conséquences et des phénomènes qu'elle présente, bien plus que sous le rapport de sa nature et de son traitement, qui sont à peu près les mêmes que dans les surdités de l'âge adulte, » il ajoute : « On peut en dire autant du

pronostic; seulement on doit remarquer que la lésion
du sens auditif ne pouvant être constatée chez l'enfance que lorsqu'elle est déjà ancienne, elle en devient beaucoup plus rebelle aux moyens employés
pour la combattre. Ce qui les rend surtout infruc-
tueux, c'est qu'ils sont presque toujours tentés aveu-
glément, par l'impossibilité où l'on est, dans la
plupart des cas, de constater la nature de la surdité
chez un être qui ne peut, par lui-même, nous donner
aucun renseignement. Ceux qu'on obtient des parents sont fort insuffisants et souvent de nature à
ôter toute espérance. Si l'on apprend d'eux que leur
enfant a cessé d'entendre après avoir éprouvé des
convulsions ou quelque fièvre grave, accompagnée
d'un état comateux, ou fait quelque chute sur la
tête; ou si, ne déclarant aucune cause plausible de
surdité, ils conviennent qu'il a marché fort tard, ou
disent avoir dans leur famille quelque autre sourd-
muet ou quelque idiot de naissance, la surdi-mutité
est *essentiellement incurable* [1]. »

Ce pronostic si absolu se trouve heureusement
réfuté par plusieurs faits pratiques. J'en ai deux
pour ma part, en ce moment, et je les crois péremp-
toires. Ils me sont fournis par un frère et une sœur,
seuls enfants de leur famille, et tous deux sourds-

[1] Voyez Itard, ouvrage cité, tome II, page 332.

muets de naissance ; je les ai traités pendant quinze jours, au printemps dernier, et je les traite de nouveau depuis six semaines (décembre 1852). Ils ne sont pas guéris encore ; mais j'ai pu, ainsi que leurs parents et leurs professeurs, constater une amélioration qui rend le succès plus que probable, au moins pour l'un d'eux.

Itard ne s'était sûrement pas rendu un compte exact de ses assertions relatives à l'ancienneté de la cophose et au défaut de renseignements fournis par les malades. Les sourds-muets se trouvent dans le cas de tous les enfants : on ne peut en attendre aucun éclaircissement utile au commémoratif ; mais, en présence de ceux qui nous sont transmis par la plupart des malades, je ne sais s'il y a lieu de s'en affliger beaucoup. Quant à l'ancienneté des cophoses, j'ai toujours vu les parents, aussitôt après avoir constaté la surdi-mutité acquise de leurs enfants, recourir aux lumières de l'art, tandis qu'ils temporisent dans les cophoses *congénitales*. C'est que le malheur d'avoir un enfant sourd-muet est si grand que les familles cherchent, dans leur ingénieuse tendresse, les moyens de se faire illusion le plus longtemps possible ! Mais enfin l'erreur finit par disparaître, et l'enfant, qui alors a trois ou quatre ans, n'est nullement dans ce cas où l'on peut pronostiquer l'incurabilité par ancienneté de la lésion. Je ne sais quels étaient les malades qui venaient consulter Itard ; mais je me trouverais fort heureux, pour ma part, si la surdité de ceux qui réclament mes soins ne remontait, en moyenne, qu'à quatre et même à cinq ans. Si l'on réunissait dans une école tous les sourds-muets de la première classe d'Itard « doués de la faculté d'entendre la parole ou la voix articulée, pourvu toutefois qu'elle soit plus lente, plus élevée, plus directe que dans la conversation ordinaire...; de la faculté de percevoir les sons euphémiques et de les imiter plus ou moins parfaitement, » il suffirait que les maîtres élevassent suffisamment la voix, en prononçant distinctement, pour leur enseigner la parole ; et les sujets ainsi instruits prendraient rang parmi ces sourds, déjà nombreux dans la société, auxquels il faut *parler haut* pour s'en faire entendre.

J'ai vu, dans les écoles et à ma consultation, un grand nombre de ces demi-muets, et, au moment où j'écris ces lignes, je donne des soins à deux d'entre eux.

L'un est un jeune homme de treize ans, d'excellente constitution, de bonne santé, doué d'une belle intelligence et d'un heureux caractère ; il n'a jamais entendu, de l'oreille gauche, même les bruits les plus forts, et il n'entend, de la droite, que lorsque l'on se rapproche de l'oreille en élevant beaucoup la

voix et prononçant très-distinctement. M. E. Séguin
et d'autres professeurs lui ont enseigné un vocabulaire assez étendu : il a appris la valeur du verbe et
de ses divers temps ; il s'est habitué à la prononciation et, grâce aux soins incessants de ces professeurs, mais surtout à ceux de sa mère, femme d'une
rare intelligence, il s'est trouvé, vers dix à douze
ans, en état de répondre d'une manière satisfaisante
à la plupart des questions.

L'été dernier, madame X. s'aperçut, tout à coup,
que son fils entendait plus mal. On espéra d'abord
que cette diminution de l'ouïe ne serait que momen-
tanée; mais comme elle persistait, on me le conduisit. Je reconnus aussitôt que l'aggravation de la surdité tenait à un rétrécissement accidentel de la
trompe d'Eustache. J'obtins assez vite une amélioration notable en désobstruant ce conduit, et, peu
de jours après, l'ouïe était revenue à son état primi-
tif. Le jeune X. partit pour la campagne et, loin de
baisser pendant le long séjour qu'il y a fait, l'ouïe
s'est plutôt améliorée. La famille a pensé qu'un
nouveau traitement serait aussi utile que le premier,
et j'ai tout lieu de croire que cette espérance ne sera
pas déçue.

Mademoiselle X., âgée de treize ans et demi, est,
ainsi que le jeune X. dont je viens de parler, complétement privée de l'usage d'une oreille. Comme ce

dernier aussi, elle entend un peu de l'autre, et l'on a pu lui apprendre à répéter un assez grand nombre de mots et à faire ses prières, à haute voix.

Mademoiselle X. est de constitution moyenne, de tempérament lymphatico-nerveux et habituellement bien portante. Ses parents sont jeunes et de bonne santé. Ils n'ont qu'un enfant avec celle-ci, et cet enfant est tout à fait muet. Il n'existe, d'ailleurs, aucune autre surdi-mutité ni du côté paternel, ni de celui de la mère. Monsieur et madame X. sont issus de familles étrangères à toute parenté, et aucune maladie du premier âge ne peut expliquer l'infirmité de leurs enfants.

Mademoiselle X., qui habite le Midi, a été conduite à Paris et y a subi, à trois reprises, des traitements divers. On a opéré la résection des amygdales, on a cautérisé nombre de fois la gorge et les fosses nasales avec l'azotate d'argent, le cathétérisme des trompes d'Eustache a été pratiqué journellement pendant des mois, avec injections d'air atmosphérique, etc. Enfin, de guerre lasse, on a parlé de séton à la nuque, mais la famille n'a pu se résoudre à l'essayer, et mademoiselle X. est retournée, pour la troisième fois, dans le Midi, aussi peu avancée qu'à son départ, c'est-à-dire n'entendant ni plus ni moins qu'en commençant le traitement.

Mademoiselle X. m'a été présentée au printemps

dernier (1852); mais elle n'est restée que quelques jours à Paris, et ce n'est qu'au commencement de l'automne que j'ai pu instituer un traitement régulier.

Ainsi que le confrère qui avait déjà traité mademoiselle X., j'ai constaté une obstruction à peu près complète des deux conduits auditifs internes. Cette obstruction est due à un engorgement chronique de la membrane muqueuse qui s'étend jusqu'au larynx, d'un côté, et jusqu'à l'oreille moyenne de l'autre. La cautérisation des parois du gosier et le cathé- térisme guttural étaient donc bien indiqués ; mais il existait d'autres indications encore que l'on avait puisées ; et c'est en les remplissant qu'il m'a été possible d'obtenir un commencement de succès, que j'ai le plus grand espoir de rendre complet très- prochainement.

Aux cautérisations de la gorge avec l'azotate d'ar- gent, j'ai substitué l'usage de gargarismes alumi- neux et l'application locale d'astringents végétaux ; et je varie incessamment ces topiques divers, pour en retirer tout l'effet qu'ils sont capables de pro- duire. J'ai administré, en outre, et toujours dans le même but, deux vomitifs et quelques purgatifs. Aux injections d'air simple, j'ai substitué celles de gaz résolutifs, de vapeurs de benjoin, d'huiles essen- tielles de labiées, de gérofle, etc.; et, sous l'influence de ces moyens divers, une amélioration sensible s'est opérée en moins d'un mois.

La peau du visage était sèche, légèrement efflorescente en plusieurs points, vers les sourcils notamment ; le cuir chevelu était plus sec et plus efflorescent encore. J'ai fait couper les cheveux, et j'ai prescrit les frictions et lotions dont je recommande l'usage dans la partie de ce travail consacrée au traitement. L'amélioration, cette fois, a été aussi notable que rapide : sous l'influence du développement progressif de l'ouïe, l'apprentissage du langage a fait de tels progrès, qu'après deux mois de traitement mademoiselle X. commençait à suivre, et avec succès, disaient ses professeurs, les cours et les dictées d'une pension de parlantes.

Mais, à côté de si consolants exemples, que de pauvres enfants définitivement classés parmi les sourds-muets qui, avec un peu d'aide, auraient été élevés à la dignité d'hommes complets !... J'ai trouvé, dans une institution des départements, un jeune garçon qui avait parlé jusqu'à dix ans. Devenu sourd, à la suite d'abcès qui avaient détruit les membranes du tympan, il conservait néanmoins une audition suffisante pour bien entendre la voix un peu forcée. Ses parents, ignorants campagnards, n'avaient rien trouvé de mieux pour leur fils que de le mettre à l'apprentissage des signes ; et ses nouveaux professeurs s'acquittaient de leur tâche avec tant de zèle, que je ne doute pas qu'ils n'en aient fait un sourd-muet irréprochable... Je soumis mes observations au directeur; mais, dépourvu de tout caractère officiel, n'ayant d'autre autorité que celle de simple conseil, je ne fus ni écouté, ni peut-être même compris.

Il y a moins de deux ans, se trouvait encore, dans une autre école de sourds-muets, un jeune homme de douze à treize ans dont l'ouïe était à l'état normal. On l'avait colloqué en cet endroit, deux ans auparavant, uniquement parce que la parole, chez lui, était presque inintelligible, par suite d'une division profonde et complète de la voûte et du voile du palais. Celui-là, on n'était pas parvenu encore à le rendre sourd-muet, ainsi que me le prouva la conversation que nous eûmes ensemble. Aujourd'hui, il est sorti de l'école comme il y était entré, entendant très-bien et parlant fort mal. Pressé de revenir à Paris, je ne pus qu'écrire à un opérateur habile de l'endroit pour lui signaler ce cas et lui conseiller la staphylorrhaphie qui, à mon sens, avait des chances favorables. Je le priais, en cas d'insuccès, de procurer au malade un obturateur qui aurait rendu au moins la parole intelligible.

Si, au lieu de forcer la voix pour s'en faire entendre, on ajoutait à la sensibilité auditive du sourd-muet incomplet, on concourrait encore au même résultat. Que l'on double, en effet, la puissance du son ou celle de l'ouïe, on diminue de moitié, dans un cas comme dans l'autre, la distance qui le sépare de l'entendant. Or, si l'on guérit journellement quelques sourds, et si l'on en soulage un plus grand nombre; si les chances sont d'autant meilleures que les sujets sont plus jeunes et la surdité moins complète, on en doit conclure que les enfants compris dans la première classe d'Itard sont dans des conditions favorables pour le traitement, puisque, chez presque tous, la surdité est accidentelle et peu ancienne. Et ici encore, comme on le verra dans la suite de ce travail, l'expérience a pleinement confirmé les données de la théorie.

Itard ne porte qu'à un quarantième le chiffre de sourds-muets que renferme sa première classe. J'en ai trouvé, pour ma part, ainsi que je l'ai déjà dit, une proportion beaucoup plus forte, parce que, sans doute, j'y ai compris quelques‑uns de ces « *demi-sourds* qui perçoivent encore nettement les *sons inarticulés ou voyelles* » que cet auteur a comptés dans la seconde. Et, tandis que celle-ci diminue, par le passage de plusieurs de ses sujets dans la première, elle se recrute largement dans la troisième et même dans la quatrième, où sont inscrits, comme incurables, de nombreux sujets très‑susceptibles d'amélioration.

Le sourd-muet qui offre le plus de chances favorables au traitement est celui dont la surdité *accidentelle* est survenue à l'âge où les enfants ont déjà
commencé à entendre et à parler, et qui conserve
encore un reste d'ouïe et de parole. Si la lésion organique, cause première de l'infirmité, a son siége
en dehors des centres nerveux; si l'enfant, doué
d'intelligence, n'a ni frères ni sœurs dans le même
état que lui; s'il a reçu la vie de parents sains, étrangers à toute consanguinité, et s'il est vierge de traitements, les chances de guérison seront nombreuses,
et elles atteindront presque le degré de certitude, si
toutes ces conditions se trouvent réunies. Elles per-
dront, au contraire, de leur valeur, à mesure que
l'une ou plusieurs feront défaut, et l'on ne devra
guère conserver d'espérance quand toutes manque-
ront à la fois. On peut encore améliorer certaines
surdités congéniales et celles qui surviennent, dès
les premiers mois de la vie, sous l'influence de fièvres
éruptives ou catarrhales; j'en ai plus d'un exemple.
Mais je n'ai pas encore vu guérir, ni même soulager
les sujets atteints de cophoses dues à des fièvres ou à
des lésions cérébrales.

Loin de moi, cependant, la prétention de porter,
dans la surdi-mutité, un pronostic définitif, surtout
s'il doit être défavorable. J'ai trop souvent éprouvé
combien sont grandes et surtout inconnues les res-

6.

sources de la *nature médicatrice*, et je sais mieux encore toute l'étendue de notre ignorance en otologie pour m'écarter, sur ce sujet, de la plus prudente réserve. On m'a conduit, cette année même, un garçon de neuf ans qui n'avait jamais parlé et qui entendait à peine le canon [1]. Cet enfant n'a qu'une sœur dont j'ai déjà parlé et qui est demi-muette. Tous deux ont été traités par un praticien célèbre, celle-ci à trois reprises, celui-là deux fois seulement et, tous deux, sans le moindre succès.

Lorsque cet enfant me fut présenté, le pronostic si fâcheux porté par Itard dans les cas de cette nature me vint à l'esprit; aussi je n'entrepris le traitement qu'avec répugnance, et pour ne pas désobliger des parents déjà si à plaindre. Bien nous a pris à tous, pourtant, de cette résolution; car, aujourd'hui, après moins de trente séances, le jeune X... entend, non-seulement les voyelles, mais encore la voix modulée, et répond à une foule de questions, sans voir l'interlocuteur. Il a ainsi rapidement franchi les degrés qui, de la dernière classe d'Itard, le séparaient de la première, et j'ai l'espoir fondé que, sous l'habile et consciencieuse direction de M. Valade Gabel, il ne tardera pas à quitter définiti-

---

[1] La mère de cet enfant s'est assurée qu'il n'entendait pas, du jardin des Tuileries, le canon que l'on tirait à l'hôtel des Invalides.

vement la catégorie des sourds-muets, pour entrer dans celle des parlants et y demeurer le reste de ses jours.

Le traitement du jeune X... a été, jusqu'ici, des plus simples, et ne lui a coûté ni larmes ni grandes douleurs. Les trompes d'Eustache étaient oblitérées et l'appareil sensitif dans un état de torpeur complète. A l'aide du cathétérisme guttural, j'ai remédié à la première lésion. La seconde a été combattue par l'insufflation, dans les caisses, de vapeurs stimulantes et résolutives. Un jour du mois dernier, j'obtins un résultat qui surprit tellement son professeur, qu'il m'écrivit le soir même : « Partagez ma joie, cher docteur, X..., depuis l'opération de tantôt, entend presque aussi bien qu'Albert (jeune sourd-muet guéri, dont je parlerai plus tard); c'est à n'y pas croire. » Je répondis que cette amélioration si subite ne serait probablement que temporaire d'abord, mais que j'espérais la rendre durable avec le temps, et mes deux prévisions ont été pleinement justifiées par le résultat. Je reviendrai sur cette intéressante observation dans la partie de ce travail consacrée à la thérapeutique de la surdi-mutité.

A notre époque, où l'on attache une si grande importance au diagnostic anatomique, quand les plus minces lésions sont notées avec tant de soin, on est tout surpris de voir jusqu'à quel point on ignore celles de l'appareil auditif. Tel praticien, cependant, qui recule devant la prescription de remèdes énergiques indiqués dans des maladies graves et bien connues, d'ailleurs, applique d'emblée vésicatoires, cautères, moxas, et prescrit enfin le séton traditionnel contre des maladies d'oreilles dont il ne possède pas même le diagnostic.

Ces faits si regrettables, je suis forcé de les signaler, parce que je les ai vus et que je tiens, autant qu'il est en moi, à en prévenir le retour. Mais ce qui est plus fâcheux encore, c'est que certains praticiens, après avoir étudié l'otologie, suivent les mêmes errements.

Une telle pratique est beaucoup plus propre encore que l'ignorance et l'inaction à entretenir, chez les médecins et chez le public, les préjugés contraires au traitement de la surdi-mutité. En présence de ces échecs, précédés de tant de douleurs, on conclut, — et non sans apparence de raison, — que la surdi-mutité est nécessairement incurable... Et pourtant les observations que j'ai rapportées, et celles que je citerai bientôt, prouvent péremptoirement le contraire !...

CHAPITRE VI.

Du traitement de la Surdi-Mutité.

Réflexions sur le traitement des maladies en général, et sur celui de la
surdi-mutité en particulier. — Circonspection des praticiens dans
l'application des remèdes héroïques aux maladies qu'ils connaissent,
en opposition avec l'énergie de leurs traitements dans les maladies de
l'oreille qu'ils ne connaissent pas. — Fâcheux effets de cette conduite. — Empirisme des traitements suivis dans quelques-unes des
observations qui précèdent. — Règles générales de thérapeutique auri-
culaire. — Nécessité de la circonspection. — Vœux relatifs à la formation d'un établissement médical et pédagogique pour les sourds-
muets.

Comme je compte publier bientôt plusieurs observations complètes de sourds-muets traités avec
succès, je n'en rapporterai pas ici; ce serait m'exposer à d'inévitables redites et perdre de vue l'objet même de ce travail, qui est de présenter des
considérations générales sur les divers points relatifs à cette infirmité. Cependant, le traitement,
— conclusion de toutes les investigations médicales, — a une telle importance et présente dans la

surdi-mutité une absence si complète de principes
et de règles, que le passer sous silence, ce serait,
pour ainsi dire, décapiter cette introduction. Nul,
d'ailleurs, n'est sûr de son lendemain ; et, comme
j'ai obtenu des résultats curatifs qui ont surpassé de
beaucoup, sinon mes désirs, du moins mes espérances, je croirais manquer au premier des devoirs
scientifiques, si je faisais un secret des moyens dont
je me suis servi. Cette indication épargnera, je
l'espère, à ceux qui entreront dans la même voie, les
difficultés que j'ai éprouvées à mon début, en même
temps qu'elle leur facilitera la découverte de procédés nouveaux.

Ce qui frappe dans la lecture de la plupart des
observations rapportées au chapitre précédent, c'est
l'absence complète de tout diagnostic, aussi bien
chez Coutanceau que chez Varroine, Amatus Lusitanus et chez Itard lui - même. Sans s'enquérir
de l'origine, non plus que du caractère et de la nature de leur infirmité, Félix Merle prend les vingt-
sept sourds-muets que renferme l'école de Bordeaux, et, quels que soient leur affection, leur
tempérament, leurs idiosyncrasies, il remplit, de sa
drogue, les oreilles de tous, et recommence ainsi
pendant un mois. Une inflammation des plus dou-
loureuses est la conséquence prévue de cette mé-
dication, qui a pour résultat d'aggraver l'infirmité

de la plupart des sujets, mais qui détermine aussi l'amélioration de l'un et la guérison d'un autre.

Plus énergique encore que le traitement de Merle, celui de Varroine était également dirigé contre les symptômes seuls, et non contre la maladie elle-même. En signalant l'épaississement de la langue comme cause du mutisme de sa malade, ce praticien, ainsi que le fait observer Itard, commettait une erreur manifeste de diagnostic. Les moyens employés par lui avaient, d'ailleurs, de nombreuses chances d'enlever la malade, à défaut de la maladie. Et pourtant, l'exemple de Varroine avait tellement enflé les espérances des médecins, que beaucoup des sourds-muets admis à l'Institution de Paris, à cette époque, portaient de nombreuses cicatrices de moxas, ainsi que nous l'apprend Itard [1].

Ce digne et honnête praticien, lui-même, fut loin d'apporter dans le traitement de la surdi-mutité la logique et la circonspection qu'il exigeait des autres. A mesure qu'un remède lui était signalé, comme celui de Merle ou de Varroine, il y soumettait des séries de sujets. C'est ainsi « qu'il employa le moxa sur neuf ou dix sourds-muets, et le conseilla nombre de fois sans obtenir un seul succès. » C'est encore ainsi qu'il appliqua le remède de Merle « à tous ceux

---

[1] Voyez Itard, ouvrage cité, tome II, page 339.

de ses sourds-muets qu'il savait avoir perdu l'ouïe dans leur enfance», et qu'il « tenta ou conseilla, à diverses reprises, l'instillation de cette préparation, et toujours avec la même inefficacité. » De même encore, après avoir obtenu une amélioration, par l'emploi du cautère actuel, cet auteur « tenta treize fois, depuis cette époque, le même traitement dans la surdité congéniale, sans en retirer le moindre avantage. » Après avoir obtenu une amélioration et une guérison par l'emploi combiné des vésicants et du cautère potentiel, il échoue ensuite sur « plus de quarante sourds-muets. » Il n'est pas plus heureux sur les treize sujets auxquels il perfore la membrane du tympan, après la guérison de Dietz. Et ces traitements empiriques ne furent pas toujours inutiles seulement, ils donnèrent lieu à des accidents de plus d'une sorte, dont plusieurs furent très-graves, comme se le rappellent ceux qui suivaient alors ses expériences.

Je me suis trop hautement élevé contre les traitements douloureux que l'on met ordinairement en usage dans la surdi-mutité, pour venir, à mon tour, en faire ici l'éloge. Il en est de l'emploi des médicaments héroïques comme des opérations chirurgicales : l'homme de l'art ne doit y recourir que quand les moyens plus doux ont échoué, ou doivent nécessairement échouer. Il n'est permis d'infliger de grandes douleurs aux malades que pour les soustraire à des douleurs plus grandes, ou à des dangers inévitables. Hors ces cas, l'administration des remèdes énergiques, le recours aux mutilations chirurgicales doivent être sévèrement interdits. Appuyé sur ces principes, j'ose blâmer la conduite de Varroine, de Merle et même celle d'Itard , notre honorable maître. Bien que la surdi-mutité soit, sans contredit, la plus grave des infirmités humaines, elle laisse néanmoins intacts les principes de la vie, et nul n'a le droit de toucher légèrement à ce dépôt sacré. Nos connaissances otologiques sont aujourd'hui trop bornées pour autoriser l'emploi des moyens héroïques. Il est pénible, sans doute, de rester désarmé en présence de si grandes misères; mais ici l'expectation n'est nullement coupable, tandis que l'activité intempestive peut le devenir.

L'observation rigoureuse de ces préceptes m'a empêché, peut-être, d'obtenir des succès qui me semblaient possibles, mais elle m'a préservé sûrement de dangers que je savais inévitables dans la conduite opposée.

La résection partielle des amygdales hypertrophiées est l'opération la plus douloureuse que j'aie pratiquée dans le traitement de la surdité, et encore n'y ai-je eu que rarement recours. J'ai largement usé du cathétérisme des trompes d'Eustache et des injections de gaz médicamenteux dans les caisses du tambour. Les substances qui m'ont servi le plus souvent, à cet effet, sont les résines, les gommes-résines et les huiles essentielles de thym, de lavande, de menthe, de romarin, de mélisse, etc., etc. [1], que l'habitude apprend à varier à propos pour en rendre l'usage efficace. J'ai encore employé, mais très-rarement, les vapeurs d'éther, soit pures, soit, plus souvent, associées à celles d'ammoniaque. J'ai quelquefois touché la gorge avec le crayon d'azotate d'argent ou avec un pinceau imbibé d'une solution de ce sel, et j'emploie journellement, de cette manière, une solution saturée de tannin.

Je n'ai pas encore reconnu la nécessité d'employer des révulsifs cutanés plus énergiques qu'un mélange d'huile d'amandes 3 p. et d'huile de croton 1 p., dont je me sers pour toucher la peau vers l'angle maxillaire inférieur, afin d'obtenir une rubéfaction qui dure de deux à cinq jours.

J'ai pu constater les avantages d'une pratique conseillée par Itard, et qui consiste à agir sur le cuir chevelu, par des frictions et des lotions. Ce moyen réussit souvent, quand la surdité est occasionnée par la disparition de la gourme ou par la brusque ré-

---

[1] Voyez à ce sujet mon *Essai théorique et pratique sur les maladies de l'oreille*, Paris, 1846, et mon Mémoire sur le *Catarrhe de l'oreille moyenne*.

percussion d'un exanthème. Je commence alors par faire couper les cheveux, et je prescris ensuite, pour le soir, une friction avec lotions, pendant dix mi- nutes, sur toute l'étendue du crâne; on emploie le savon noir, des solutions alcalines plus ou moins fortes, etc., ou enfin un liniment rubéfiant, selon l'effet que l'on veut obtenir; on essuie complétement et l'on recouvre la tête d'une calotte de flanelle, ensuite d'une coiffe de taffetas ciré. — Bientôt la moiteur se manifeste, puis la transpiration lui succède et dure souvent toute la nuit. — Le matin, on essuie avec de la flanelle, et l'on a soin de tenir la tête couverte pendant le jour. Je prescris encore les lotions d'eau dégourdie d'abord, puis tout à fait froide, sur les épaules, la poitrine et même sur tout le corps, chez les sujets qui s'enrhument facilement. Je ne sais pas un moyen plus efficace pour prévenir les affec- tions catarrhales et rhumatiques qui viennent si sou- vent entraver les plus heureuses cures de surdité.

A l'intérieur, je prescris, dans certains cas d'en- gorgements pharyngo-laryngés, des vomitifs dont l'action a été préconisée par Itard, des laxatifs et des purgatifs, des altérants, des toniques, etc., etc. Mais ces médicaments n'ont d'autre but, comme on le voit, que de satisfaire à des indications générales de traitement. Plus tard, peut-être me croirai-je suffisamment autorisé, par l'expérience des autres ou par la mienne, à agir avec plus d'énergie; mais, aujourd'hui, je regarde comme un devoir de ne pas sortir du cercle que je me suis tracé[1].

La grande erreur, et l'on pourrait dire l'erreur commune de ceux qui s'attachent à la pratique d'une spécialité, c'est de faire, de chacune des maladies particulières qui la composent, une sorte d'entité pathologique, un type, et d'y rapporter tout. Ils commettent ainsi cette faute de logique qui consiste à conclure du particulier au général, au lieu de conclure du général au particulier, faute dont les conséquences sont plus graves encore en médecine qu'en philosophie, puisque la santé et la vie de l'homme sont l'enjeu d'une telle pratique.

De même qu'il faut connaître d'abord les organes et les tissus dans leur généralité, pour étudier avec fruit l'anatomie intime d'un organe, d'un tissu en particulier, de même aussi il faut, de toute nécessité, connaître préalablement les maladies générales et la thérapeutique qui convient à chacune d'elles, pour étudier avec succès les maladies spéciales et la thérapeutique à leur usage. Les diverses spécialités, l'otologie en particulier, ne pourront progresser

---

[1] Je suis occupé, en ce moment, de recherches sur les vertus thérapeutiques de plusieurs agents dont j'espère tirer parti dans le traitement de la surdité. Si je réussis, je communiquerai les résultats de ma pratique aux journaux de médecine.

qu'en adoptant cette pratique. C'est en appliquant aux affections catarrhales chroniques de l'oreille moyenne les fumigations résineuses, si heureusement employées par Hufeland et par Rapou dans les lésions de même nature des voies respiratoires, que j'ai obtenu les heureux résultats que constate la pratique de chaque jour. De même aussi, on peut affirmer que les névroses et les affections rhumatiques, si fréquentes et si peu connues encore de l'organe auditif, ne seront traitées avec fruit que quand on fera jaillir sur elles un rayon du foyer de la pathologie générale...

Il ne faut pas non plus oublier que, dans le traitement de la surdi-mutité plus encore peut-être que dans celui des autres infirmités, la première condition de succès consiste à entourer le malade des soins et des précautions hygiéniques dont l'expérience a prouvé la nécessité. Si vous laissez le sourd-muet dans les conditions fâcheuses où il a contracté sa maladie, ou si, tout d'abord, vous n'attaquez les idiosyncrasies scrofuleuse, syphilitique, etc., sous l'influence desquelles s'est développée et persiste son infirmité, vous verrez vos efforts échouer misérablement. Les chances favorables se multiplieront, au contraire, à mesure que, neutralisant les mauvaises influences, vous ferez prédominer les bonnes; et, si vous parvenez à fair prévaloir ces dernières, vous serez surpris vous-même des succès qu'il vous sera donné d'obtenir.

Si, parmi les vrais amis de l'humanité (plus nombreux, grâce à Dieu, qu'on ne le pense généralement), il se trouvait un médecin et un instituteur, jeunes encore, riches et assez dévoués pour consacrer leur vie et leur fortune à une œuvre simplement utile, qui ne ferait rejaillir sur eux ni distinctions, ni dignités sociales, voici le conseil que je leur donnerais : dans un de ces beaux sites, si communs au revers des Alpes et des Pyrénées, ils feraient élever, à mi-côte, également loin de la région des neiges et de la lourde atmosphère de la vallée, un établissement destiné au traitement médical et pédagogique des sourds-muets; il serait exposé au levant et au midi, et protégé contre les frimas et les vents du nord par la montagne et par des plantations bien distribuées. Le sol, parfaitement perméable, serait sec, et des pentes habilement ménagées offriraient aux eaux pluviales un écoulement toujours facile et complet.

Tout serait simple et de bon goût, à l'intérieur de l'édifice : rien n'y serait sacrifié au luxe, mais rien, non plus, n'y serait refusé à l'hygiène. Des pièces vastes, sèches et bien aérées, des communications faciles, une distribution intérieure bien entendue, l'ordre et l'économie partout, la profusion et la négligence nulle part. Une eau salubre et abondante serait distribuée dans toutes les parties de l'établissement pour les divers usages de la vie et pour l'entretien de la propreté. Les dortoirs seraient plutôt multipliés que vastes, les lits bien espacés, et la mollesse du coucher proscrite comme une habitude pernicieuse pour les enfants.

L'alimentation serait simple, mais d'excellente qualité, et plutôt tonique que légère. La quantité de vin serait plus copieuse que celle que l'on accorde d'ordinaire aux enfants, car les sourds-muets sont de constitution lymphatique et ont besoin de fortifiants. En dehors de l'institution, seraient réunis, sur une vaste pelouse, plusieurs sortes de jeux, particulièrement des appareils de gymnastique; une galerie couverte, pour les temps de pluie, aurait la même destination.

Les élèves admis dans l'institution seraient choisis parmi les jeunes sourds-muets offrant le plus de chances de curabilité. Les vallées du voisinage en fourniraient un nombre plus que suffisant.

Par le seul fait de leur passage des habitations humides et malsaines où ils ont contracté leur infirmité, dans un établissement salubre, se trouveraient heureusement modifiées les conditions de leur existence. Ils n'auraient pas moins à gagner sous le rapport des vêtements, de la nourriture et des exercices corporels. La propreté, l'abondance, les soins bien entendus substitués à la misère, aux privations et au délaissement, formeraient ainsi le premier échelon destiné à leur faire franchir la distance qui les séparent des parlants.

La médecine et la pédagogie seraient naturellement appelées à compléter l'œuvre. Le rôle du médecin serait facile, car il n'aurait à traiter que des sujets choisis, dont les antécédents lui seraient connus, et il n'aurait pas à craindre que ses prescriptions fussent omises, puisqu'il en surveillerait lui-même l'exécution. Quant au professeur, il serait puissamment aidé par la présence de ces demi-sourds que l'on prend tant de peine à rendre tout à fait muets dans nos écoles spéciales. Plus encore que les parlants, les petits sourds-muets sont fiers de leur savoir et heureux d'en faire montre. Aussi s'empresseraient-ils de stimuler leurs camarades moins avancés qu'eux, de leur enseigner ce qu'ils sauraient et d'acquérir eux-mêmes des connaissances nouvelles, pour mieux remplir leur rôle de moniteur. Par cet enseignement mutuel et constant, par cette émulation contenue dans les limites où elle n'est pas encore un vice, se trouveraient réunies les meilleures conditions de l'éducation. Certes, si l'analogie et l'induction ont, en médecine et en pédagogie, la même valeur que dans les autres sciences, on peut hardiment prédire que les succès obtenus dans un tel établissement ne le céderaient en rien à ceux que réalise le docteur Guggenbühl dans le traitement du crétinisme. .   .   .   .

.   .   .   .

CHAPITRE VII.

De la Pédagogique des sourds-muets.

Enseignement du langage aux sourds-muets guéris. — Difficultés de cet enseignement. — Singulière théorie de M. Puybonnieux. — Réfutation. — Erreur d'Itard et de ses imitateurs au sujet de l'éducabilité des sourds-muets. — Causes de cette erreur.

Il ne suffit pas de développer l'ouïe du sourd-muet pour le rendre parlant. Ceux qui n'ont pas longtemps et sérieusement médité sur le langage et sur les conditions que supposent son enseignement et son intelligence, ceux-là croient volontiers que, les oreilles du sourd-muet étant ouvertes, il doit naturellement parler, ou du moins que rien n'est plus facile que de l'instruire. Dans un travail que j'ai déjà eu l'occasion de citer [1], M. Puybonnieux s'exprime ainsi : « Dans l'état où en est encore la science, il serait presque superflu de chercher à connaître si, en effet, celui qui parviendrait à recouvrer l'ouïe

___

[1] Voyez *Mutisme et Surdité*, page 42.

aurait besoin des leçons d'un maître habile et d'un temps assez long pour apprendre à parler, comme l'a pensé le praticien qui a cru arriver à la destruction de la surdité par l'insufflation d'un peu d'air dans les oreilles. Aucun résultat, sans doute, n'est venu couronner ses efforts ; car il eût compris que rien n'est plus facile à l'homme qui entend que de répéter les sons. La prononciation de celui qui aurait ainsi recouvré l'ouïe ne serait certainement pas d'abord aussi pure et aussi régulière que la nôtre, mais elle ferait de rapides progrès, et en peu de jours, par le seul fait de l'audition et sans autre secours, elle deviendrait aussi nette et aussi parfaite que cela serait possible, eu égard à l'état actuel de l'organe vocal, c'est-à-dire que le nouvel entendant bientôt ne parlerait ni plus mal ni mieux que s'il n'eût jamais été sourd. »

Si, comme l'affirme le professeur de l'institution de la rue Saint-Jacques, « rien n'est plus facile à l'homme qui entend que de répéter les sons, » comment se fait-il que la plupart des enfants ne parviennent à prononcer certaines syllabes, certains mots que longtemps après qu'ils prononcent très-correctement tous les autres ? Comment, surtout, tant d'étrangers qui écrivent et qui comprennent le français aussi bien que nous, ne peuvent-ils jamais parvenir à le prononcer comme leur langue maternelle? Pourquoi aussi tant de Français, dont le larynx et les oreilles sont dans le meilleur état, ne peuvent-ils davantage prononcer, comme les indigènes, l'arabe, l'anglais, l'espagnol, etc.? C'est que, dira-t-on peut-être, habitués à percevoir certains sons et à émettre les mots de la langue maternelle, les organes auditifs et vocaux de l'adulte ne peuvent plus se ployer à l'audition et à l'émission d'un langage nouveau. Mais alors, comment expliquer ce fait si bien connu de tous, à savoir que l'homme apprend avec d'autant plus de facilité à traduire et à parler une langue nouvelle, qu'il en sait déjà un plus grand nombre?

Pour quiconque a réfléchi à la multiplicité des phénomènes qui se produisent, depuis l'instant où l'onde sonore va frapper la membrane du tympan jusqu'à celui où elle est traduite en sensation, ce qui a droit de surprendre, ce n'est pas qu'il soit nécessaire de s'exercer longtemps avant de distinguer et de discerner les sons si nombreux qui peuvent affecter l'organe auditif; ce qui est merveilleux, c'est que l'homme puisse y parvenir. Et l'émission vocale, et les opérations de la phonation donnent lieu à des phénomènes qui ne sont ni moins complexes, ni moins nombreux que les précédents. Et alors qu'il s'agit de coordonner entre eux les deux ordres de phénomènes, les difficultés deviennent telles que

l'on a peine à concevoir comment on peut les surmonter jamais. Aussi compte-t-on les chanteurs et
les orateurs qui sont parvenus à se rendre tout à fait
maîtres de leur voix.

Itard (livre II, chap. 20ᵉ) entre dans de longs détails sur les obstacles qui se présentèrent à lui, quand
il voulut exercer les organes auditifs et vocaux de
Dietz et des autres sourds-muets qu'il avait guéris.
Je traite, en ce moment, deux jeunes sourds-muets
de naissance et âgés de six ans et demi et de neuf
ans. Le premier entend la voix ordinaire à plusieurs
mètres de distance et sans voir l'interlocuteur. Il entend même d'un appartement à un autre, les portes
closes, répond aux questions qu'il comprend et répète les syllabes qu'il n'a pas encore apprises. Malgré
l'état satisfaisant de l'ouïe et l'intégrité parfaite des
organes vocaux, le jeune A... doit être exercé journellement avec le plus grand soin, et il faudra de
longs efforts encore avant qu'il parle « ni plus mal
ni mieux que si jamais il n'eût été sourd. »

X..., le compagnon d'A..., n'est en traitement
que depuis peu de mois : il commence à entendre à
distance et sans voir l'interlocuteur. Mais la difficulté de reproduire les sons (qu'il a parfaitement entendus, d'ailleurs) est telle, qu'il ne faudra rien
moins que toute la bonne volonté de cet enfant et
toute l'expérience de M. Valade, son professeur, pour

réussir complétement dans son éducation.—Cependant, les premières difficultés sont vaincues, et l'on peut aujourd'hui prévoir l'époque peu éloignée où cet enfant cessera d'être sourd-muet. Plusieurs parents et amis des familles de ces enfants, des médecins, des professeurs les ont vus et interrogés, et tous sont du même avis, à cet égard.

L'enfant élevé dans les bras de sa mère apprend, en quelques mois et en se jouant, un vocabulaire complet, attache à chaque mot la signification qui lui est propre, le multiplie, le combine en mille façons, s'approprie le verbe et entre ainsi dans le monde des intelligences. Ce miracle, qui nous semble si simple, parce que nous le voyons tous les jours, M. Puybonnieux croit qu'il devrait aussi se produire chez le sourd-muet plus âgé guéri, tout à coup, de son infirmité. Mais le professeur de la rue Saint-Jacques a-t-il bien compris que les sens ont besoin d'une éducation spéciale, le sens auditif comme les autres? A-t-il pensé que c'est à cette éducation que sont dus leur éveil et tous les perfectionnements que nous y admirons? A-t-il songé surtout que le tact si délicat de l'aveugle, l'odorat si exquis du sauvage, la vue si perçante du marin, le langage si noble, si expressif de l'orateur, sont autant d'avantages qui résultent de l'éducation? Le professeur des sourds-muets n'avait pas probablement réfléchi sur ce sujet, lorsqu'il a écrit les phrases que j'ai citées plus haut.

L'aveugle-né qui vient d'être opéré de la cataracte se trouve, relativement à la vision, dans les mêmes conditions organiques que chacun de nous : les objets viennent se peindre sur sa rétine comme sur la nôtre, et, pour transformer l'image en sensation, il ne lui manque que la notion des couleurs, celle des distances, et surtout l'habitude, c'est-à-dire l'éducation des sens. — J'opérai, il y a quelques années, un jeune cataracté de naissance âgé de treize ans. L'opération réussit complétement ; mais, habitué à juger, par le tact, des formes et des distances, l'éducation de la vue fut très-difficile. — On était tout surpris dans sa famille de voir les erreurs et les maladresses qu'il commettait journellement, plusieurs semaines encore après l'opération. Mais, peu après, l'éducation de la vue s'est faite, et ce jeune homme est assez habile aujourd'hui pour diriger un établissement de corderie maritime.

Le sourd-muet dont on vient d'ouvrir les oreilles se trouve dans les mêmes conditions organiques que l'aveugle-né dont les cataractes viennent d'être abaissées. Les ondes sonores frappent bien le tympan, et l'impression est, à l'instant même, transmise à l'appareil sensitif, par la chaîne des osselets ; mais ce n'est qu'une impression, et elle ne suffit pas pour que le sujet entende, encore moins pour qu'il écoute. Écouter, c'est entendre activement, c'est entendre avec intelligence et volonté ; et c'est cette activité, jointe à l'habitude, qui, chez l'adulte devenu sourd, finit par remplacer l'ouïe plus ou moins complétement abolie.

Chacun de nous a pu observer ce fait. A l'homme attentif, il suffit d'entendre quelques mots, un seul même, pour saisir une phrase entière. Le musicien habile comprend souvent une phrase musicale, dès qu'il entend quelques notes, et, devenu sourd, il suit, mieux encore que le public, les instruments divers de l'orchestration ; mais rien de semblable ne se produit chez l'enfant, et moins encore chez le sourd-muet. Aussi, le premier, pour peu qu'il ait l'ouïe dure, est-il forcé de se rapprocher de la chaire du professeur, tandis que l'homme fait, dans les mêmes conditions, peut encore suivre le discours.

Il y a plus : placez un homme à une distance telle d'un orchestre ou d'une horloge qu'il cesse d'entendre l'un et qu'il ne distingue plus l'heure qu'indique l'autre ; prévenez-le alors que l'orchestre joue tel air et que les aiguilles marquent telle heure. Pour peu qu'il sache cet air, il l'entendra sur-le-champ, et, de même, il verra l'heure aussitôt après votre indication. Il faut commencer l'enseignement du sourd-muet par l'éducation de l'ouïe, et ce travail n'est rien moins que rapide et facile.

Mais le sourd-muet a encore à lui un langage dont il se sert pour ses communications bornées avec le monde extérieur, et qui suffit à ses besoins; langage sans analogie avec nos langues européennes, et dont la syntaxe n'a de rapport qu'avec celle des Chinois. La guérison des oreilles obtenue, on doit, après avoir appris à ce pauvre enfant à entendre et surtout à écouter, lui faire oublier ce langage figuratif, — œuvre plus difficile qu'on ne se l'imagine, — pour y en substituer un autre tout spirituel, tout idéalisé. Pour moi, les difficultés d'une telle entreprise me semblent si grandes, que j'ai peine encore à croire aux succès que j'ai sous les yeux. Aussi, dois-je déclarer que, dans l'œuvre commune entreprise par M. Valade Gabel et par moi pour la guérison des sourds-muets, sa part de mérite me semble de beaucoup supérieure à la mienne. On verra, dans le travail que doit publier prochainement ce savant et ingénieux professeur, par quelle série de raisonnements et d'expériences il est parvenu au but qu'il voulait atteindre : faire passer un sourd-muet, guéri de sa surdité, de la classe des muets dans celle des parlants.

Itard et ses imitateurs ont, je le sais, procédé autrement que moi. Au rôle de médecin, ils ont voulu joindre celui de pédagogue, et nous ont laissé, sur l'éducation, des préceptes dont je ne puis juger la valeur, mais qui ne sont nullement ceux que je vois employer par **M.** Valade. Pour moi, étranger à l'enseignement, je croirais, en me chargeant de l'éducation auditive et vocale des sourds-muets, agir aussi déraisonnablement que le pédagogue qui voudrait entreprendre le traitement médical de ses élèves : *Cuique suum*.

CHAPITRE VIII.

Considérations philosophiques sur le Langage.

Par la précision et la richesse de la langue qu'il parle, on peut juger assez exactement le degré de civilisation d'un peuple. Si les langues grecque et romaine furent adoptées autrefois par le monde entier, on doit l'attribuer bien plutôt à leur exactitude et à leur logique qu'aux conquêtes de ceux qui les parlèrent d'abord. C'est parce qu'elle est douée des mêmes qualités, que la nôtre est aujourd'hui celle de la science et de la diplomatie, en attendant qu'elle devienne la langue universelle.

Expression du travail intellectuel et de l'action sur lui-même du peuple qui la parle, dans le principe, la langue devient bientôt le grand instrument de la civilisation, l'agent le plus actif des conquêtes pacifiques, les seules qui soient durables.

Quel que soit, d'ailleurs, le degré de perfection de cette langue, on retrouve toujours les mêmes qualités dans les maîtres qui l'ont parlée : logique dans le discours, clarté dans l'expression. Que la période soit abondante et ornée, comme chez Buffon et Fénelon, ou simple et concise, comme chez Pascal et Montesquieu, toujours, avec l'idée la plus juste, vous trouverez le mot le plus propre à l'exprimer. Chez ces écrivains, on ne saurait ôter un mot sans altérer la phrase, retrancher une phrase sans dénaturer tout le discours. Semblable aux beaux monuments de l'architecture, le plan de leurs ouvrages est si heureusement conçu, les parties sont si bien liées, s'adaptent si merveilleusement entre elles, que l'on ne saurait en supprimer une portion sans détruire l'harmonie, la solidité de l'ensemble.

Pour former leur style et enrichir la littérature nationale, ces grands hommes ont dû d'abord puiser à une source abondante et s'approprier une nomenclature considérable.

J'ai dit, en commençant, combien l'étude de la

langue était difficile aux sourds-muets, et combien peu parvenaient à posséder une quantité de signes suffisante pour exprimer toutes les idées. Cependant, combien moins encore parviennent à bien comprendre la syntaxe, la logique du langage, et à posséder ce sentiment exquis de l'appropriation des termes qui constitue l'âme, le génie du discours!...

Suivez, pour vous en convaincre, un des plus instruits dans l'exposition d'un fait, dans un raisonnement complexe. Sa manière de procéder vous surprendra, la conduite de son discours vous semblera sans analogue, et sa logique vous fera parcourir une série de zigzags, au lieu de vous conduire directement au but, heureux encore si vous ne le perdez pas tout à fait de vue. Voyez les travaux de nos plus célèbres sourds-muets, lisez les écrits de Burnett et ceux de MM. B... et P...; vous serez étonné d'abord, et vous admirerez, avec raison, la haute intelligence et les pénibles études que supposent de pareilles productions. Mais bientôt vous trouverez une manière de conduire la phrase que vous n'auriez pas soupçonnée et des mots que vous n'aviez vu employer, jusqu'alors, que pour exprimer d'autres idées. Vous regretterez que de tels hommes n'aient pas joui plus longtemps de l'ouïe et de la parole [1],

[1] Si la surdi-mutité de naissance est peu commune, en général, on peut dire qu'elle est très-rare, ou même à peu près inconnue chez les

et qu'ils aient dû compléter leur éducation aux écoles des sourds-muets, car l'un serait sûrement devenu un grand penseur et les autres des écrivains de premier ordre.

La supériorité des sourds-muets que je viens de citer semblera bien plus grande encore, si on les compare à leurs frères d'infortune sortis de nos écoles, et surtout à la masse de ceux qui n'ont pu y entrer. La mimique est le seul langage que connaissent ces derniers, et le seul aussi qu'ait appris l'immense majorité des autres, puisque vingt-quatre, sur vingt-cinq élèves sortants de l'école modèle de Paris, sont hors d'état d'écrire une lettre et n'ont, par conséquent, d'autre moyen d'expression que la mimique[1]. Et si vous voulez savoir quelle est la richesse de cette langue, demandez à ceux qui l'enseignent combien de mots de la nôtre elle est impuissante à exprimer. Demandez-leur surtout quels sont les pensées de l'ordre métaphysique qu'elle peut rendre. Quant aux facilités qu'elle offre au

sourds-muets qui se sont distingués dans la littérature ou dans les sciences. Chez ceux que je viens de citer, par exemple, l'infirmité date de l'âge de cinq, sept et huit ans, alors que l'enfant possédait déjà une langue phonétique. Mais, comme l'amour du merveilleux joue un grand rôle dans tout ce qui se rapporte au mutisme, on dit et l'on répète, sur tous les tons, que ces sujets si savants sont nés sourds-muets, et ceux-ci ont le tort assez commun de ne pas démentir ces bruits.

[1] Voyez *Annales de l'éducation des sourds-muets et des aveugles*, tome II, page 125.

discours, ils vous diront que la mimique est à la langue parlée ce qu'est à la multiplication l'addition successive des nombres. Ils vous diront encore que l'enseignement de la langue française, à l'aide de la mimique, est aussi difficile et reste aussi incomplet que celui de l'exécution musicale avec un monocorde.

Il est impossible, en mesurant l'abîme qui sépare le sourd-muet du parlant, de n'être pas frappé de l'importance du langage, de ne pas admirer le rôle qu'il remplit dans l'évolution intellectuelle et morale. Aussi, voyons-nous toutes les questions qui s'y rattachent, celle de son origine notamment, étudiées et controversées par les plus éminents philosophes, depuis Platon jusqu'à de Bonald, Maine-de-Biran et MM. Cousin et de Lamennais. Nous nous trouvons ainsi naturellement conduit à exposer sommairement les données principales du problème, nous proposant de les développer plus tard.

Quelles que soient les nuances qui les séparent, d'ailleurs, les métaphysiciens, dans cette question, se rangent dans deux camps bien distincts. Les uns, appuyés sur la tradition, soutiennent que l'idée et le langage ont été primitivement *révélés* à l'homme. Invoquant exclusivement les principes de la raison pure, l'idée et le langage sont *innés* aux yeux des autres.

Placés, de part et d'autre, sur le terrain de l'abstraction, partisans de l'innéité et partisans de la révélation, combattent les raisonnements de leurs adversaires avec le raisonnement seul ; partout la logique répond aux arguments de la logique.

Peut-être nous sera-t-il donné de jeter, à la fois, quelque lumière sur la question médicale et sur la question philosophique. Peut-être pourrons-nous, à l'aide de nos observations sur l'enseignement du langage oral aux sourds-muets guéris, apporter à la solution de cet important problème une autorité inconnue jusqu'à présent, celle des faits. Il n'est pas besoin de rappeler ici l'importance de cet ordre de preuves ; il suffit de citer les hypothèses de Galilée et de Newton dans l'ordre astronomique, celles de l'ondulation et de l'émission lumineuses en physique, celles de la circulation en physiologie, etc., etc., qui, toutes, en définitive, ont été rejetées ou admises, selon qu'elles ont été trouvées conformes ou contraires à l'observation des faits.

J'ai remarqué que, parmi les auteurs qui ont traité de l'origine des idées et de la parole, les uns, étrangers aux études anthropologiques et préoccupés exclusivement des opérations de l'âme, ont paru oublier que l'homme a aussi un corps ; ou, s'ils s'en sont aperçus, ce n'a été que pour y voir un obstacle à la manifestation de l'activité spirituelle. D'autres,

au contraire, attribuant à l'organisme humain, objet principal de leurs études, une importance qu'il
n'a pas et qu'il ne peut avoir, prétendent expliquer,
par le simple jeu des organes, jusqu'aux sentiments,
jusqu'à la pensée.

Tombant ainsi, de part et d'autre, dans une erreur
contraire, les uns ont étudié l'âme comme si elle
n'avait pas d'organes, les autres ont étudié les organes comme s'ils n'avaient pas d'âme.

On peut, à la rigueur, concevoir, indépendam-
ment de tout langage, l'*idée* prise dans son sens
grammatical (εἶδος, forme, image). Le sourd-muet
non instruit peut avoir, comme chacun de nous,
des idées de cet ordre. Il peut sentir, voir, toucher,
sans qu'il y ait nécessité pour lui de nommer les
corps qu'il touche, voit ou sent. Il peut encore, après
expérience, avoir une idée suffisamment claire de
l'orange qu'il voit, la distinguer de l'arbre qui la
porte, des corps qui l'entourent, et en conserver le
souvenir[1].

Mais si, de l'idée orange, purement matérielle,
uniquement représentative d'un objet déterminé, on

---

[1] Si j'ai conservé le nom d'Idée aux actes qui précédent, et qui sont
communs aux hommes et aux animaux, c'est uniquement pour ne pas
rompre, d'une manière trop complète, avec l'acception communément
reçue. Les appellations de *sensation* et de *perception* sont celles qui
conviendraient ici, comme le savent tous ceux qui ont étudié la physiologie.

passe à celle des propriétés communes à ce fruit et à d'autres corps, aux idées générales de couleur, de densité, par exemple, alors intervient un tout autre ordre de phénomènes. Ce n'est plus par le sens matériel, ce n'est ni à l'aide de la vue, ni au moyen de l'odorat que sont perçues ces idées de *densité*, d'*impénétrabilité*, etc. Pour les concevoir, pour les exprimer, l'intervention du langage devient indispensable : le VERBE apparaît. — Le verbe qui est aux langues ce que le cerveau est au corps humain, le nœud vital aux végétaux, l'espace à la matière.

Cependant, ces idées d'*étendue* et d'*impénétrabilité*, que l'on ne peut ni concevoir, ni exprimer, sans l'intervention du langage, ne représentent, en définitive, que des propriétés de corps bruts. Mais combien plus cette intervention devient indispensable à l'égard des idées purement spirituelles Dieu, âme, esprit, et, à l'égard des idées morales bien, mal, devoir, droit, etc., fondement nécessaire de toute existence individuelle et sociale! Qui pourrait enseigner à l'enfant ce qui est bien, qui pourrait même s'en faire une idée nette, sans user de ce moyen d'expression? Que l'on ne s'y trompe pas : le beau n'est point tel par lui-même; il n'est beau que par opposition au laid; et le bien, à son tour, ne peut être conçu ni enseigné que comme l'opposé, l'antagoniste du mal; et cet enseignement ne peut être fait par les signes seuls de la mimique.

De cette impossibilité constatée de concevoir, d'enseigner les idées générales, spirituelles ou morales, sans user du langage, il ressort que l'origine de celles-là est subordonnée à l'origine de celui-ci. Seule donc, la question d'origine du langage reste debout.

Bien différent de l'animal qui, dès sa naissance, possède de nombreux instincts, l'enfant ne jouit que de ceux qui sont indispensables à sa conservation : il tète, pleure et crie ; là se bornent les premières manifestations de son existence. Il ne voit, n'entend, ni ne marche. Ce n'est que plus tard, et dans l'ordre de leur importance, qu'il acquerra ces diverses facultés ; et encore un apprentissage prolongé lui sera-t-il nécessaire.

Si le langage était *inné* chez l'enfant, il parlerait comme il tète, comme il pleure, *naturellement*. Si le langage était naturel à l'homme, le sourd-muet parlerait comme chacun de nous. Rien, dans ses organes vocaux, ne s'oppose à l'émission de la parole, comme le prouve l'apprentissage artificiel qu'il peut en faire. S'il ne parle pas, c'est uniquement parce qu'il est privé de l'ouïe et que, ne pouvant entendre, il ne peut répéter ce qu'il a entendu.

Si donc il est nécessaire d'entendre la parole, pour comprendre et pour répéter cette parole, il est logi-

que de conclure qu'un enfant élevé dans le désert,
loin de tout contact humain, et qui, par conséquent,
n'entendrait jamais parler, se trouverait exactement
dans les mêmes conditions que le sourd-muet et
ne parlerait pas plus que lui, pour le même motif.
L'homme ne peut donc parler qu'à cette condition
expresse qu'on lui enseignera la parole; et, s'il
manque de cet enseignement, il ne parlera jamais.

Très-généralement étrangers aux études physiolo-
giques, les partisans de l'innéité du langage ne se
sont guère occupés, ainsi que je l'ai déjà dit, que de
l'élément spirituel de l'homme et de l'idée pure,
sans tenir suffisamment compte de l'organisme humain. Ils ont, je le crains, dans la question qui nous
occupe, confondu l'acte physiologique avec l'aptitude, de même que d'autres confondent l'organe
avec la fonction qu'il est destiné à remplir. Oui,
sans doute, l'enfant possède les aptitudes nécessaires
pour parler, réfléchir, etc.; et, c'est même parce qu'il
les possède, tandis qu'il est privé de celle de voler,
par exemple, qu'il parlera et réfléchira plus tard,
tandis qu'il ne volera jamais. Mais ces aptitudes sont
en puissance seulement : pour les faire passer *en
acte*, un STIMULUS est nécessaire, indispensable, c'est
l'éducation.

Cette éducation, chacun de nous la reçoit dans sa
famille, dans les écoles, dans la société, partout.

Mais si l'on parvenait à isoler un enfant, bien doué d'ailleurs, de toute communication sociale, à le soustraire à l'audition de toute parole, comme on prétend que le fit autrefois le roi Busiris, cet enfant se trouverait dans des conditions exactement identiques à celles du sourd-muet. Comme ce dernier, et pour les mêmes motifs, il ne parlerait jamais.

Il n'est plus permis, depuis les découvertes récentes de l'astronomie et de la géologie, d'affirmer l'éternité de la matière. Dans la science moderne, cette théorie surannée a fait place à celle de la création. Cette dernière doctrine, confirmée par les récits de la Genèse, nous apprend que le globe qui nous porte a une origine assignable ; qu'il a subi des transformations nombreuses, et que l'homme est de création récente.

Cette même Genèse nous apprend encore que l'espèce humaine commença par un couple créé à l'état adulte ; et les données de l'anthropologie, d'accord avec l'observation de chaque jour, prouvent, en effet, qu'il a dû en être ainsi, puisque l'enfant abandonné à lui-même ne saurait pourvoir à ses besoins. Le principe de la moindre action, découvert par Leibnitz et fécondé par le génie de Newton, qui l'appliqua au cas même qui nous occupe, ce principe vient, de son côté, confirmer le récit génésiaque, en prouvant que l'espèce humaine a dû procéder par un couple seulement.

Mais, que l'humanité ait commencé par deux ou par plusieurs individus, par des enfants ou par des adultes, leur condition, relativement au langage, a été celle où se trouverait aujourd'hui chacun de nous, s'il n'entendait jamais parler, celle où vit l'enfant atteint de cophose congénitale. Abandonnés à eux-mêmes, nos premiers pères seraient restés muets; et s'ils ont parlé, c'est parce qu'on leur a préalablement enseigné la parole.

Cette théorie (qui n'est autre que celle de la révélation du langage), conforme, de tout point, aux données de la géologie, de la philosophie et de l'histoire, trouve encore, croyons-nous, un argument nouveau dans nos expériences sur l'enseignement du langage phonétique aux sourds-muets guéris. Nous avons pu, dans ces recherches, nous assurer que l'éducation de la parole est d'autant plus facile que les sujets sont plus jeunes et possèdent une mimique moins complète, au moment de leur guérison.

Dieu nous garde de prétendre assigner une limite aux progrès réalisables dans l'éducation des sourds-muets, non plus que dans toute autre branche de l'activité humaine; mais, en présence des obstacles que rencontre l'instituteur pour enseigner la parole aux sourds-muets devenus entendants dans la seconde enfance, il est permis de douter qu'il pût y parvenir chez des sujets guéris du surdi-mutisme à l'âge d'homme.

A ces difficultés déjà si grandes qu'éprouverait l'adulte pour s'approprier la parole, serait venue s'en ajouter une autre bien plus grande encore dans la théorie de l'innéité du langage, celle de l'apprendre sans maître.

Ainsi, à moins de supposer que, seule dans la création, l'espèce humaine s'est perpétuée sans transmettre à sa descendance son type primordial, on doit conclure que la parole n'a été ni plus naturelle, ni plus innée chez nos premiers pères qu'elle ne l'est chez leurs enfants. Il faut conclure encore que, seul, le Créateur, après avoir formé et vivifié le corps de l'homme par son souffle divin, a pu illuminer son âme par sa parole toute-puissante, et cette déduction logique des faits scientifiques les mieux constatés vient encore s'appuyer de l'autorité du plus beau, du plus sublime des livres.

TABLE DES MATIÈRES.

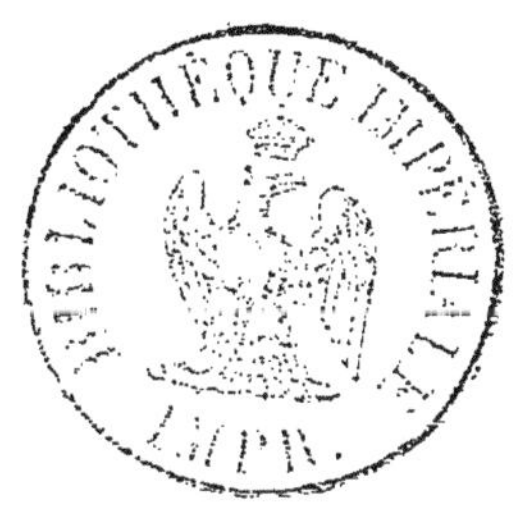